Mega Mindset

FÜR DEINE GESUNDHEIT

Inspirationen, die deine Gesundheit komplett verbessern können

IMPRESSUM

© Simone Herzog, Poststr. 48/1, 73773 Aichwald

www.simoneherzog.com

www.herzog-hypnose.de

Lektorat: Melanie Kocer

Haftungsausschluss und Datenschutz am Ende des Buches.

ISBN: 9798375947723

EIN GESCHENK FÜR DICH

Wir haben uns eine Überraschung für dich überlegt.

Dieses Buch ist deine Eintrittskarte.

Du musst dich nirgends anmelden.

Komm einfach direkt in unsere Facebookgruppe:

https://www.bit.ly/MegaMindsetGesundheit

Es erwarten dich magische Inspirationen für deine Gesundheit.

Hier mal nur ein kleiner Einblick:

- Du erfährst zum Beispiel, wie du deine sogenannte Zellerinnerung veränderst und dadurch entspannte Heilprozesse auf allen Ebenen möglich machst.

- Wie du mit der Glücksschablone deine unbewussten Gedanken so programmieren kannst, dass sie dich gesund halten.

- Es gibt eine Klangtherapie bei der die Erfahrung des Einklangs zur Seele direkt fühlbar ist.

Und einiges mehr. Lass dich überraschen.

Wir freuen uns auf dich. Lass uns gemeinsam Magie für deine Gesundheit kreieren.

Vorwort

So schön, dass du dir dieses Buch gekauft hast. Dieses Buch ersetzt übrigens keinen Arzt, Therapeuten oder Heilpraktiker.

Es soll dich viel mehr inspirieren, dass du selbst in dir wundervolle Heilungskräfte hast, mit denen du einfach deine komplette Gesundheit verbessern kannst.

Dieses Buch ist weder gegen die Schulmedizin gerichtet noch befürwortet es ausschließlich ganzheitliche Methoden. Diese zwei Bereiche können auch vereint Wunder bewirken.

Es soll dich eher inspirieren, auf dich und deinen Körper zu hören und alles für deine Gesundheit zu tun, was sich für dich gut anfühlt, ganz egal, was andere sagen.

Es soll dir helfen, einen neuen Blickwinkel auf deinen Körper und deine Gesundheit zu bekommen.

Wir wünschen dir ganz viel Spaß beim Lesen und beim Entdecken, was für deine Gesundheit noch alles möglich ist!

„Bejahe und wiederhole nie eine Aussage über deine Gesundheit, die du nicht verwirklicht sehen willst."

Ralph Waldo Trine

Inhaltsverzeichnis

Kapitel 1

von Simone Herzog

MEGA MINDSET FÜR DEINE GESUNDHEIT

Meine Geschichte, die dich inspirieren soll

„Frau Herzog, Sie haben einen Tumor."

„Häh, was? Das kann gar nicht sein! Mir geht's gerade so gut wie noch nie!"

Ich schaue den Arzt ganz verwundert an, während er mit dem Ultraschallgerät auf meinem Hals herumfährt.

Und genau in dem Moment schießt mir ein Gedanke in den Kopf:

„Was hab ich mir denn da jetzt für eine Scheiße manifestiert?"

Und im gleichen Moment muss ich irgendwie kurz grinsen, weil mir auffällt, dass ich sofort dachte, dass ich es unbewusst manifestiert habe. Das bedeutet ja auch, dass ich es wieder wegmanifestieren kann. Früher hätte ich mich wohl als „arme Socke" gesehen, der das passiert ist. Aber da ich mich seit Jahren mit dem Unterbewusstsein und Manifestieren beschäftige, habe ich da jetzt wohl einen anderen Blickwinkel drauf. Coole Erkenntnis.

Kennst du das auch von dir, dass du in Sekunden ganze Dialoge mit dir selbst in deinem Kopf führst? Haha.

Naja, jedenfalls hat der Arzt mich aus meinen Gedanken herausgerissen, als er mit freundlicher Stimme sagte: „Doch, schauen Sie mal, ich zeige es Ihnen hier auf dem Bildschirm."

Ich drehe meinen Kopf zu ihm und er zeigt mir auf dem Bildschirm genau, was er meint.

Ich sage: „Aha, ok." Als hätte ich da irgendwas erkannt. Sah für mich irgendwie alles nach Formen und Wellen aus.

Er meinte, dass er mir sofort einen Termin im Krankenhaus in Stuttgart ausmacht, er kenne da die Ärzte. Die seien super und da könnte ich mir noch eine zweite Meinung einholen.

Seine Empfehlung wäre, das sofort wegzuoperieren, da es an der Stelle unter dem Ohr sofort ins Gehirn und in die Lunge streut, wenn das was Bösartiges sein sollte. Genau deswegen kann man da auch keine Gewebeprobe entnehmen. Und er hätte auf dem Ultraschall gesehen, dass es noch nicht den Gesichtsnerv berührt, aber schon kurz davor ist. Wenn es anfängt, den Gesichtsnerv zu berühren, sei das nicht gut, denn dann müssen die den ganzen Nerv entfernen und dann bleibt die halbe Gesichtshälfte gelähmt.

Also hat er mir einen Termin in Stuttgart ausgemacht.

Ich laufe zurück zum Auto und spüre voll das Vertrauen in mir.

War selbst überrascht darüber.

Eigentlich bin ich zum Arzt gegangen, weil ich dachte, dass es vielleicht ein Abszess ist.

Hatte so einen Knubbel unter dem Ohr und der wurde irgendwie immer größer.

Hab reingespürt, was es sein könnte und da hat mein Gefühl gesagt, dass es bestimmt irgendwie aufgeschnitten werden muss und dann ist alles wieder gut.

Und das hat mir meine Intuition mitgeteilt, während ich zum Auto lief:

Alles wird gut!

Warum erzähle ich dir das überhaupt?

Das war im Jahr 2020 und seitdem habe ich mich intensiv mit Mindset für die Gesundheit beschäftigt und wie sich unser Unterbewusstsein auf die Gesundheit auswirkt.

Dadurch habe ich in den letzten zwei Jahren so viel in meinem Leben verändert, um in jeder Zelle meines Körpers gesund zu sein.

Infolgedessen kam mir die Idee, einige wundervolle Kolleginnen zusammenzutrommeln und ein gemeinsames Buch daraus zu machen, um dich zu inspirieren.

Egal, welche Krankheit du jetzt verändern und loslassen möchtest:

Was wäre, wenn du wieder vollkommen gesund bist? Was wäre, wenn es auch für dich möglich ist, ganz egal welche Diagnose du bekommen hast? Egal, was die Ärzte dir darüber gesagt haben oder du von anderen Menschen darüber gehört hast.

Du schreibst jetzt deine Geschichte neu!

Wenn du krank bist, geh in die Identität eines Gesunden!

Auf der Autofahrt vom Arzt nach Hause habe ich plötzlich in Gedanken die Stimme von einer Frau gehört, bei der ich ein Jahr zuvor ein Businesscoaching gebucht hatte.

„Wenn du krank bist, geh in die Identität eines Gesunden!"

Jemand hatte im Call gefragt, wie man sich Gesundheit manifestiert und das war ihre Antwort.

Lass den Satz mal wirken!

Auf dieser Autofahrt ist dieser Satz ganz tief bei mir angekommen. Ich habe ihn plötzlich verstanden.

Das ist es, wie Manifestieren funktioniert. In allen Bereichen.

Sei jetzt schon die Person, die das Ziel erreicht hat.

Fange an zu denken und zu handeln wie diese Person, die hat was sie will.

Wir manifestieren uns ja immer mehr davon, worauf wir unseren Fokus richten. Das ist ja nicht nur im Bereich Gesundheit so, sondern in allen Lebensbereichen.

Ob ich meinen Fokus auf die Krankheit richte oder aufs Gesundsein - das ist eine komplett andere Energie.

Und was ist überhaupt die Identität einer gesunden Person?

Oder vielleicht umgekehrt, was ist die Identität einer Person, die an einer Krankheit leidet?

Kranke Menschen reden oft über ihre Krankheit, beschäftigen sich mit ihrer Krankheit. Alles dreht sich um die Krankheit.

Hast du schon mal in einem Onlineforum zu einer schweren Krankheit gelesen? Da wird so die Angst geschürt, dass beim Lesen schon Panikgefühl aufsteigt. Du liest, was alles Dramatische passieren könnte oder jemandem aus dem Forum passiert ist.

Und schon ist eine neue Angst in dir „freigeschaltet".

Ärzte geben dir auch direkt Glaubenssätze mit:

„Das wird ewig dauern, bis es heilt."

„Es ist immer so, dass das und das passiert bei Ihrer Krankheit."

„Das ist chronisch, damit werden Sie Ihr ganzes Leben leben müssen."

Und so weiter.

Was, wenn das alles nicht stimmt?

Was, wenn du wirklich alles verändern kannst?

Was möchtest du glauben? Wie möchtest du es haben?

Tauche ein in das Endergebnis, das du haben möchtest.

Wie bist du und wie ist dein Leben, wenn du das Leben deiner gesunden Identität lebst?

Und jetzt nicht falsch verstehen, was ich gerade gesagt habe.

Es geht niemals darum, deine Krankheit wegzudrücken oder zu ignorieren oder einfach so zu tun, als wäre sie nicht da. Es geht auch nicht darum, dir die Dinge schönzureden. Oder nie über deine Krankheit zu reden.

Denn dein Körper möchte dir etwas Wichtiges mitteilen!

Er möchte gehört werden!

Es geht viel eher darum, dass du ehrlich hinschaust.

Dass alle Gefühle rausdürfen. Alles in dir möchte gefühlt werden. Lass es zu.

Schau ehrlich hin, was dir nicht gut tut in deinem Leben.

Lass Dinge los, von denen du das Gefühl hast, dass sie dich krank gemacht haben.

Egal, ob es ein Job ist, eine Beziehung oder einfach nur ein Thema aus der Vergangenheit ist, das dich eingeholt hat.

Was möchte dir dein Körper und deine Krankheit sagen?

Du weißt es! Du spürst es! Diese Intuition darüber klopft vielleicht schon lange bei dir an. Bist du bereit, darauf zu hören?

Bist du bereit, dich wirklich zu fühlen?

Deine Wahrheit zu fühlen? Auf deinen Körper zu hören? Was will er dir sagen? Was ist seine Botschaft dahinter?

Was würde ihm jetzt guttun? Was lässt deinen Körper kribbelig in jeder Zelle anfühlen? Was macht dir Spaß?

Und auch ehrlich hinzuschauen, welche Glaubenssätze es über deine Krankheit gibt, dass das immer so ist. Was haben dir Ärzte oder andere Menschen über deine Krankheit gesagt?

Möchtest du das glauben oder bist du bereit, das loszulassen?

Schreib dir auf, was du stattdessen jetzt glauben willst. Gib jeden Tag deinem Unterbewusstsein die Intention, was du glauben willst. Wie willst du es haben? Knall deine Intentionen in dein Universum!

Sei auch bereit, Wunder in dein Leben einzuladen!

Und triff ganz bewusst die Wahl:

Ich bin gesund!

Ich wähle es!

Ich lebe jetzt meine gesunde Version!

Wenn du krank bist, geh in die Identität eines Gesunden!

Auf der Autofahrt nach Hause nach diesem Arzttermin, von dem ich dir erzählt habe, habe ich mir direkt überlegt: „Wie sieht meine gesunde Identität aus? Was macht sie anders als jetzt?"

Und wie sieht deine gesunde Version aus? Was macht sie anders als jetzt? Wie denkt sie? Wie handelt sie? Was tut sie den Tag über?

Und ein wichtiger Punkt, der mir als erstes in den Kopf geschossen ist, war:

Erzähle nur ausgewählten Menschen von deiner Krankheit!

Das war eine der ersten Erkenntnisse, die mir in den Kopf kamen. Ich kann nicht meine gesunde Identität leben, wenn ich gefühlt 400 Nachrichten jeden Tag beantworte, wie es mir geht.

Denn dann muss ich ständig wieder über meine Krankheit reden. Meine gesunde Version redet ja nicht über eine Krankheit die ganze Zeit, weil sie gesund ist.

Sie versucht nicht gesund zu werden. Sie ist gesund.

Oder Menschen fangen womöglich noch an, mir ihre Dramageschichten zu erzählen, dass sie jemanden kennen, der ähnliches hatte, bei dem das ganz übel war. Und ich hatte auch keine Lust auf schlaue Ratschläge, was ich jetzt tun und lassen soll.

Ja, die Nachrichten waren lieb gemeint gewesen. Menschen sorgen sich um einen. Was sehr schön ist. Dazwischen sind vielleicht auch Menschen, die aus reiner Neugier fragen.

Also, wie soll ich gesund sein, wenn ich ständig über meine Krankheit sprechen müsste, weil mich jemand danach fragt?

Dazu kommt auch noch, dass wir als feinfühliger Mensch sehr stark spüren, wenn sich andere Menschen Sorgen machen. Wenn sie Angst um uns haben. Das tut auch nicht unbedingt gut.

Also habe ich beschlossen, dass ich fast niemandem davon erzähle. Nur dem engsten Kreis. Und außerhalb meinem engsten Familienkreis nur Menschen, von denen ich weiß, dass sie ein gutes Mindset haben und mir nicht auf den Keks gehen werden. Haha.

Das hat richtig gutgetan. So hatte ich Ruhe für mich.

Obwohl auch da ein komisches Erlebnis dabei war.

Ich hatte einer Frau, bei deren Coaching ich dabei war, erzählt, was ich habe und dass ich an den Terminen nicht dabei sein kann wegen Arztbesuchen usw.

Ihre erste Reaktion war: „Ach krass, an sowas Ähnlichem ist mein Schwiegervater erst gestorben" usw.

Ups, ich dachte wohl nur, dass sie ein gutes Mindset hat und dass sie feinfühlig ist. Falsch gedacht. Gut, dass ich so viel innere Stärke habe, mich da nicht einzuchecken und das Gespräch dann ziemlich schnell abgeblockt habe.

Wollte es kurz erwähnen, weil es auch einfach so wichtig ist, wie wir auf Krankheiten reagieren, wenn uns jemand davon erzählt.

Welche Energie und welche Glaubenssätze geben wir da jemandem mit? Wie reagierst du darauf, wenn dir jemand von seiner Krankheit erzählt?

Viele Menschen sind sich auch unsicher, wenn sie hören, dass jemand wirklich krank ist und wissen nicht, wie sie reagieren sollen.

Falls es dir so geht, könntest du auch einfach nachfragen, was der Person guttun würde!

Einfach zuhören? Die Person ablenken mit anderen Themen? Dass sie dir von ihren Ängsten erzählen kann?

Jedem tut was anderes gut.

Und erlaube dir auch umgekehrt, wenn du etwas Gesundheitliches hast, zu kommunizieren, was dir guttun würde.

Und falls du das jetzt liest und wir uns schon lange kennen und du dir denkst, warum sie mir gar nichts erzählt hat. Sei mir nicht böse. Es war win-win für uns beide.

Den Termin im Krankenhaus habe ich sehr schnell bekommen.

Was echt gut war. Dort hat der Arzt mir die gleiche Diagnose bestätigt und der Tumor war auch noch in der kurzen Zeit gewachsen. Der Arzt meinte auch, dass das gut wäre, es schnell herauszuoperieren, denn der Gesichtsnerv sei dort in der Nähe und wenn der Tumor den Nerv berühre, bleibe die Gesichtshälfte gelähmt.

Und im nächsten Atemzug sagte er, dass sie voraussichtlich erst wieder in ein paar Monaten einen OP-Termin haben. Es waren damals Corona-Zeiten. Genau die Zeit, in der zum Beispiel OPs nur in akuten Notfällen, bei denen es um Leben und Tod ging, durchgeführt wurden.

Ojemine, ich möchte gar nicht wissen, wie viele Menschen noch mehr gesundheitlichen Schaden dadurch bekommen haben, dass sie damals keinen OP-Termin bekommen haben.

Aber das ist ein anderes Thema.

Im Wartezimmer war noch ein älterer Herr, der einen Tumor im Knie hatte. Er war sehr verängstigt und traurig, dass er jetzt keinen OP-Termin bekommt, wo die Ärzte doch meinten, dass es dringend sei.

Mein Gefühl sagte mir ja von Anfang an, dass alles wieder gut wird, wenn der Tumor rausoperiert ist.

Ich vertraute meiner Intuition. Und genau deswegen war mein Plan, irgendwo in Deutschland eine Klinik zu finden, die die OP macht. Vertraue auch du deiner Intuition. Sie zeigt dir den Weg.

Das habe ich auch dem älteren Herren gesagt in unserem Gespräch. Es hat sich so gefreut und meinte, dass ich ihm sehr viel Mut gemacht habe durch unsere Unterhaltung. Er wollte direkt seinen Sohn fragen, ob er ihm helfen kann, irgendwo einen Termin zu bekommen. Er hatte wieder Hoffnung, dass alles gut wird.

Und mir wurde wieder bewusst, dass wir schon mit kleinen Unterhaltungen so ein Geschenk für andere Menschen sein können.

Es sind die Begegnungen mit Menschen, die das Leben lebenswert machen, sagte schon Guy de Maupassant.

Welchem Menschen, den du zufällig heute triffst, könntest du ein Lächeln ins Gesicht zaubern?

Übrigens bedeutet, sich gesund zu manifestieren, nicht:

Dass du da sitzt und dich einfach gesund denkst.

Das wurde ich im Nachhinein voll oft gefragt:

„Simone, wieso hast du dich nicht einfach gesund manifestiert, indem du dich gesund denkst?"

Äh ja. Interessante Frage.

Und mir kam in den Kopf, dass viele vielleicht einfach noch nicht verstanden haben, wie Manifestieren funktioniert.

Ich sitze ja auch nicht nur zuhause und denke, dass ich der magische Kundensog auf zwei Beinen bin und warte darauf, dass mal ein Kunde an der Türe klingelt. Ich zeige mich mit meinem Business, sonst weiß ja keiner, dass es mein Business gibt. Es sind die Gedanken und die passenden Handlungen dazu vereint.

Ja, es gibt Menschen, die eine Diagnose bekommen haben, die besagt, dass sie in Kürze sterben würden und dann sind sie zum Beispiel auf Weltreise gegangen und kamen komplett gesund zurück.

Oder ähnliche wunderschöne Geschichten. Die tatsächlich so passiert sind.

Solche Geschichten sind so unglaublich inspirierend.

Wenn du krank bist, lies dir Erfolgsstorys von anderen Menschen durch, die genau mit dieser Krankheit wieder gesund wurden. Lass dich inspirieren, wie sie es gemacht haben. Schau, was du da für dich einfach umsetzen könntest.

Genauso für alle anderen Lebensbereiche, in denen du etwas verändern/erreichen möchtest.

Lass dich inspirieren von den Menschen, die schon an dem Ziel angekommen sind, das du auch erreichen möchtest.

Diese Personen haben aber nicht einfach nur gedacht: „Ich bin jetzt gesund" und alles beim Alten gelassen. Zum Beispiel war da die Weltreise. Eine komplett neue Umgebung. Das alte Umfeld losgelassen. Die Erlaubnis, jetzt wirklich Spaß zu haben und zu genießen.

Beim Manifestieren gehen Sein und Tun Hand in Hand.

Neue Gedanken und neue Handlungen vereint führen zu neuen Ergebnissen.

Und jaaaaaa, dabei sind die Gedanken so wichtig. Jeder Gedanke kreiert. Mit jedem Gedanken schicken wir Intentionen los.

Es geht darum, diese neuen Gedanken wirklich zu glauben, zu fühlen und sie zu verkörpern. Bis sie in deinem Unterbewusstsein angekommen sind.

Nicht einfach mal diese Gedanken nur aufzuschreiben.

Ja schön, wäre es ja schon, das jetzt zu denken.

Es geht darum, diese Gedanken jeden Tag mehr und mehr bei dir ankommen zu lassen. Die Gedanken zu fühlen. Sie in dein Unterbewusstsein sickern zu lassen, bis sie zu deiner Wahrheit geworden sind.

Das geht manchmal sehr schnell. Nur durch die Wahl, die du getroffen hast. Und manchmal dürfen wir da „Arbeit" reinstecken. Wirklich hinschauen. Die neuen Gedanken wiederholen.

Alte Gedanken beobachten und sie direkt stoppen und drehen.

Was will ich glauben?

Es gibt auch nicht, das ist ein Glaubenssatz und das ist keiner.

Jeder Gedanke ist quasi ein Glaubenssatz. Jeder Gedanke kreiert. Entweder das, was wir haben wollen oder das, was wir nicht haben wollen.

Wir dürfen uns alle immer wieder viel bewusster werden, was wir den lieben langen Tag denken.

Und richtig spannend wird es in den Bereichen, wo du glaubst, da ist es halt so, da hat es nichts mehr mit Manifestieren oder Glaubenssätzen zu tun, denn da hast du keinen Einfluss mehr.

Bäm, schau mal hin, in welchem Bereich du das glaubst!

Da stecken so viele Geschenke dahinter, wenn du dir das bewusst machst.

Wir manifestieren auch unglaublich schnell, wenn wir unseren Impulsen folgen und auf unsere Intuition hören.

Das ist unser Turbo, der die Dinge zu uns bringt, die wir kreieren/manifestieren/haben wollen.

Welcher Impuls klopft schon lange bei dir an, der dich sofort noch gesünder fühlen und sein lassen würde?

Was wäre, wenn du ihn jetzt umsetzen würdest?

Wie besagt ein römisches Sprichwort so schön:

Viele Wege führen nach Rom.

Und genauso ist es auch, wenn du dir Gesundheit kreieren möchtest. Gleichermaßen ist es einfach in allen Lebensbereichen.

Du darfst deinen eigenen Weg gehen.

Es so machen, wie es sich für dich gut anfühlt.

Und genau dafür ist dieses Buch geschrieben. Eine Sammlung vieler Inspirationen, die dir ein Beitrag sein können, gesund zu sein.

Wie ein Buffet: Du nimmst dir das raus, was sich für dich gut anfühlt und den Rest lässt du.

Im Prinzip geht es darum, noch viel mehr auf dich zu hören.

Deine Intuition. Deine Impulse. Dein Weg. Zu entdecken, was für dich funktioniert.

Egal, was jemand anderes darüber denkt.

Egal, wie Menschen dich bewerten könnten.

Es gibt zum Beispiel Menschen, die die Medizin verteufeln und alles nur auf alternativen Wegen machen.

Oder umgekehrt Menschen, die die alternativen Möglichkeiten verteufeln und auf die Medizin schwören.

Ich sehe das komplett anders.

Es ergänzt sich.

Es unterstützt sich.

Es kann mal das eine sein, mal das andere.

Mal beides in Kombination.

Ich bin sehr dankbar, dass es Ärzte gibt.

Wow, was so Chirurgen leisten und vollbringen können, ist einfach der Oberhammer.

Dieses Dankbarkeitsgefühl, wenn man die Zahnschmerzen seines Lebens hat und endlich den Zahnarzt sieht und weiß, dass es gleich besser wird.

Und ich bin auch sehr dankbar für die ganzen Healingsessions oder Hypnosen oder Akkupunkturen, die ich schon hatte. Und ich liebe mein Healygerät für Frequenztherapie.

Aus beiden Bereichen hat mir schon so viel geholfen.

Und dir wahrscheinlich auch.

Zurück zu der Frage: „Simone, warum hast du es dir nicht einfach weggedacht?"

Na, weil mein Impuls von Anfang an ganz stark da war, dass alles gut wird, es muss nur „aufgeschnitten oder rausgeschnitten" werden. Ich habe so stark gespürt, dass es richtig ist, das zu machen. Dass es viel schneller dadurch geht und ich bald wieder gesund bin. Der Tumor ist so schnell gewachsen, dass ich das Gefühl hatte, so schnell kann ich ihn nicht selbst stoppen.

Also folge ich meinem Impuls.

Und bist du bereit, deinen eigenen Impulsen zu folgen, ganz egal, was andere darüber denken?

Es wirklich so zu machen, wie es sich für dich gut anfühlt?

Was weißt du über dich, deinen Körper und deine Gesundheit?

Was eine Krankheit für dich bedeutet, muss auch nicht unbedingt das sein, was in einem Lehrbuch steht.

Das war auch so eine wichtige Erkenntnis, die ich mit dir teilen will.

Es gibt ja echt viele geniale Bücher darüber, welches Thema hinter welcher Krankheit steckt.

Was unsere Seele mit einer bestimmten Krankheit ausdrücken möchte.

Zum Beispiel hat eine Krankheit an der Blase nach vielen Lehrbüchern oft mit dem Thema Loslassen zu tun.

Und was, wenn auch das gar nicht immer stimmt, dachte ich mir.

Es kann ein Hinweis sein, was dahinter liegt, muss es aber nicht.

Vielleicht hast du auch schon mal so etwas über deine Krankheit gelesen, was dahinter steckt und du hast dich nicht darin wiedererkannt.

Es kann passen, muss aber nicht.

Meine Erkenntnis, die ich mit dir teilen will, war, dass es doch viel eher darum geht, was dein Körper dir persönlich sagen möchte? Was du zu deiner Krankheit fühlst?

Und das kann etwas ganz anderes sein als in irgendeinem Buch geschrieben steht.

Alleine du weißt, was dein Körper dir mitteilen möchte.

Du weißt es. Punkt.

Was möchte er dir sagen?

Es geht darum, dass wir uns wieder verbunden mit unserem wundervollen Körper fühlen.

Dass wir ihn ehren und schätzen.

Dass wir wirklich dankbar für ihn sind und nichts als selbstverständlich sehen.

Man sagt ja so schön:

Gesunde haben viele Wünsche, aber Kranke nur einen einzigen, nämlich gesund zu sein.

Unser Körper und unsere Gesundheit sind unser höchstes Gut.

Wenn wir krank sind, wirkt sich das auf alle Lebensbereiche aus.

Es ist einfach nicht schön.

Und doch ehren und schätzen wir alle unseren Körper oft nicht.

Wir bringen ihn öfters über seine Grenzen hinaus, obwohl wir wissen, dass es uns nicht guttut.

Ich weiß noch, wie ich früher trotzdem zur Arbeit bin, wenn ich mich absolut elend gefühlt habe. Meine Krankentage in 16 Jahren Festanstellung konnte ich an einer Hand abzählen. Ich war einfach immer dort, egal, wie ich mich gefühlt habe.

Erst vor ein paar Tagen hat mir wieder jemand erzählt, dass sie sich fix und fertig fühlt. Sie kann nicht mehr.

Aber sie muss jetzt trotzdem ihre Termine durchziehen.

Autsch.

Das Ding ist, dass wir wahrscheinlich alle solche Momente kennen.

Und dass wir Menschen dazu neigen, dass wir uns erst mit unserer Gesundheit beschäftigen, wenn wir krank sind.

Doch was wäre, wenn wir wirklich anfangen würden, auf unseren Körper und unsere Gesundheit zu achten?

Wenn wir wirklich Verantwortung dafür übernehmen?

Das verändert einfach alles.

Genau das habe ich die letzten zwei Jahre bei mir verändert.

Es fühlt sich an wie ein neues Leben.

Ich habe gelernt, wieder viel mehr auf meinen Körper zu hören.

Und dadurch habe ich auch noch 12 kg abgenommen. Jippi!

Es fühlt sich an, wie jetzt den Körper mit ins Leben einbezogen zu haben. Davor war er halt nur da.

Unser Körper kommuniziert sehr fein mit uns.

Achte da heute und in den nächsten Tagen mal ganz bewusst drauf. Wie kommuniziert dein Körper mit dir?

Wie reagiert dein Körper bei einzelnen Menschen, die du triffst?

Du wirst Unterschiede merken, wenn du darauf achtest. Du wirst feststellen, dass dein Körper immer auf andere Menschen reagiert.

Wie fühlt sich dein Körper in deinem Zuhause?

Was verursacht deinem Körper Stress?

Was fühlt sich für deinen Körper kribbelig schön an?

Wann hat sich dein Körper zuletzt so richtig entspannt gefühlt?

Was macht deinen Körper müde? Was gibt ihm Energie?

Du kannst ja auch einfach mal anfangen, mit deinem Körper in Gedanken Gespräche zu führen.

Du kannst ihm Fragen stellen. Spielt gemeinsam rum mit Fragen und schau mal, was als Antwort kommt.

Frage ihn doch auch mal, was er essen möchte oder was er anziehen möchte.

Frage ihn, was ihm genau jetzt guttun würde. Was er jetzt gerade braucht.

Mach es zu deiner Gewohnheit, dass ihr kommuniziert und vor allem, dass du auf ihn hörst.

Du wirst merken, wie du das mit der Zeit automatisch machst und wie ihr ein richtig gutes Team werdet.

Du wirst immer mehr merken, was dir und deinem Körper guttut und was nicht.

Es gibt ja so ein Sprichwort: „Dein Körper flüstert zu dir und wenn du ihn nicht hörst, fängt er an zu schreien, solange, bis du ihn hörst."

Was, wenn du in Zukunft schon auf das Flüstern hörst?

Dein Körper hilft dir auch, die Zukunft zu kreieren, die sich so richtig erfüllend für dich anfühlt.

Du könntest jetzt beim Lesen eine kurze Pause einlegen und dir einen Stift schnappen und einfach mal aufschreiben und fließen lassen:

Welches Leben fühlt sich für meine Seele und meinen Körper wow an? Wie will ich es wirklich haben? Wie würde mich mein Leben erfüllen?

Lass einfach mal alles fließen, was da kommt. Auch wenn du direkt nicht weißt, wie das alles gehen soll, all das zu verwirklichen. Was, wenn du es auch nicht direkt wissen musst?

Alleine die Klarheit zu fühlen, wie du dein Leben wirklich haben möchtest, öffnet dir neue ungeahnte Möglichkeiten.

Was, wenn du wirklich Schritt für Schritt für dieses Leben gehst?

Folge dem, was sich für deinen Körper kribbelig schön anfühlt.

Dein Körper zeigt dir die Richtung.

Er unterstützt dich auch noch viel schneller dabei, das Leben zu kreieren, das dich wirklich von innen erfüllt, wenn du auf ihn hörst.

Und sei es dir auch wert, die besten Ärzte zu haben!

Es gibt so viele unterschiedliche Arztpraxen da draußen. Es gibt die, da wirst du schon von so einem Vorzimmerdrachen am Telefon blöd angemacht, wenn du dir einen Termin ausmachst. Es gibt die, da fühlst du dich halt wie eine Nummer. Ach es gibt sehr vieles, was Menschen bei Ärzten unzufrieden macht.

Und auch hier ist die Frage, wie willst du es haben?

Bist du es dir wert, den für dich besten zu haben und dich nicht mit weniger zufriedenzugeben?

Es gibt richtig tolle Praxen da draußen mit Menschen, die auf deiner Wellenlänge sind. Geh zu diesen und lass die anderen los, über die du dich ärgerst oder bei denen du dich unwohl fühlst.

Das Gleiche gilt auch für alternative Methoden. Geh dahin, wo du dich richtig wohl und aufgehoben fühlst.

So habe ich übrigens auch dann das Krankenhaus gefunden für die OP. In Mannheim.

Ich habe überlegt, was mir wichtig ist und dann online danach gesucht und einfach nach Gefühl entschieden.

Musste zwar über 2 Stunden immer hinfahren für alle Untersuchungen. Aber das war es wert.

Die Ärztin, die die OP gemacht hat, war einfach mega. Das ganze Team war nett. Ich hab mich dort wohl gefühlt.

Und die Anästhesistin hat auch noch vor der Narkose eine Hypnose mit mir gemacht. In Gedanken war ich lachend auf einem Kamel, als ich eingeschlafen bin für die Narkose.

Bin so dankbar, wie toll mir alle dort geholfen haben.

Ich habe so viele Gedanken gedreht und meine Energie hochgehalten vor der OP. Es hat zum Beispiel geheißen, dass meine eine Gesichtsseite wahrscheinlich bis zu einem Jahr nicht richtig funktionieren wird. Ich habe mir gedacht: „Nein, das will ich einfach nicht glauben!".

Jeden Tag bin ich in die Energie eingetaucht davon, wie alles gut sein wird nach der OP und dass ich vollkommen gesund bin. Dass ich mein Gesicht ganz normal bewegen kann. Wie ich mich gut fühle. Ich hab es vor mir gesehen und gefühlt, als wäre es genau so.

Und was würde passieren, wenn du jetzt schon in dein Endergebnis eintauchst, wie du es haben möchtest? Wenn du genau mit diesen Bildern dein Unterbewusstsein fütterst?

Du beschäftigst dich mit diesem Bild. Mit diesen Gedanken.

Du weißt es, du fühlst es. Genau so ist es. Genau so manifestierst du es dir.

Du hast dir schon so viel Geniales manifestiert in deinem Leben. Du kannst das auch mit deiner Gesundheit. Vertraue dir!

Und erinnere dich daran, wie oft sich dein wundervoller Körper schon selbst geheilt hat. Er wird es wieder tun. Du und dein Körper, ihr habt so geniale Heilfähigkeiten.

Und dann nach der OP kommt die Ärztin in mein Zimmer und schaut selbst überrascht und meint: „Wow, jetzt bin ich aber überrascht, wie gut Sie reden können und Ihr Gesicht sich bewegt."

Leicht beschwerlich hat es sich am Mundwinkel schon angefühlt und das Gefühl auf der Haut war auch weg. Hat sich taub angefühlt. Aber ich wusste, dass ich mir das alles schnell wieder zurückmanifestieren werde.

Die OP ging wohl insgesamt über 5 Stunden. Länger als sie eigentlich geplant hatten. Und der Tumor war näher am Gesichtsnerv, als sie dachten.

Und doch war wieder alles gut.

Dankbarkeit in jeder Zelle meines Körpers.

Einige Zeit konnte ich nur passiertes Essen zu mir nehmen oder Brei oder so. Und sprechen war anstrengend. Ich habe quasi dann selbst mit mir Logopädie gemacht, indem ich trotzdem ein Livevideo bei Facebook gemacht habe. Einfach, weil es mir

Spaß macht. Manche Menschen sagten, ich soll mich doch einfach ausruhen. Aber Videos zu machen, macht mir Spaß. Und ich folge meinem Spaß, egal was die anderen denken. Erlaube dir auch, deinem Spaß zu folgen!

Und in der Woche im Krankenhaus dachte ich an all die Menschen, die ich betreut hatte. Früher habe ich selbst als Pflegekraft gearbeitet. Und später ein Altenheim geleitet. Ich konnte diese Menschen plötzlich ganz anders fühlen. Obwohl ich schon immer viel Einfühlungsvermögen hatte. Es war, als wäre ein neues Verständnis in mir für Menschen freigeschaltet worden, die krank sind. Und gleichzeitig aber auch übers Gesundsein.

Wochen später, als ich zur Kontrolle bei der Ärztin war (zu der, von der ich ganz oben erzählt habe), schaute sie mich an und sagte, dass sie in ihren 50 Jahren noch nie jemanden getroffen hatte, der nach so einer OP so schnell wieder heilt und der so gut drauf ist danach.

Das war so ein schönes Kompliment. Das habe ich mir direkt in mein Dankbarkeits-Kreationsbuch geschrieben, das ich fast jeden Tag führe. Das hat mich echt happy gemacht.

Und ich wollte dir einfach davon erzählen, um dir Mut zu machen. Ich wollte dir sagen, dass es absolut keinen Grund gibt, dich zu schämen, wenn du dir gesundheitlichen Mist kreiert hast. Gerade im Coaching-Bereich ist das oft etwas, wovor Menschen Angst haben. Sie könnten bewertet werden von anderen. Erst letztens sagte mir eine Freundin, dass sie insgeheim immer wieder den Gedanken hat, dass Menschen über sie denken könnten, dass sie ja so gut manifestieren kann beim Business und Geld, aber wieso hat sie dann Migräne und ist dick? Dann müsste sie das doch auch wegmanifestieren können.

Ahhhhhhh! Wir sind doch Menschen und keine Maschinen!

Wir sind hier, um Erfahrungen zu machen und um uns weiterzuentwickeln!

Das Schöne ist, dass wir einfach alles verändern können.

Und eines Tages kannst du andere Menschen inspirieren, wie du aus deinem Shit wieder rausgekommen bist.

Höre auf, dich selbst zu verurteilen und zu bewerten!

Es ist wie es ist und es wird das, was du draus machst!

In mir ist auch nochmal ganz tief die Erkenntnis angekommen, dass unsere Gesundheit viel damit zu tun hat, ob wir glücklich und im Frieden sind mit unseren einzelnen Lebensbereichen.

Erinnere dich mal daran, als du zuletzt so richtig verliebt warst.

Wie du dich glücklich gefühlt hast und wie du plötzlich viel mehr Energie hattest.

Wir können nicht nur in Menschen verliebt sein, sondern unser ganzes Leben könnte sich so anfühlen.

Verliebt ins eigene Leben.

Und dafür braucht es ehrlich hinzuschauen, was mir gut tut und was nicht.

Dafür braucht es, die Themen, die hochkommen, ehrlich anzuschauen und die Bereitschaft, sie zu verändern.

Manchmal fühlt sich Veränderung vielleicht schlimmer an als eine Achterbahnfahrt. Es wird dein ganzes Leben durchgeschüttelt. Aber es lohnt sich sowas von.

Bist du bereit, Dinge zu erkennen, die dir nicht guttun und sie loszulassen?

Was sind deine magischen Möglichkeiten in allen Lebensbereichen, noch glücklicher zu sein?

Welche Entscheidung warst du bis vor zwei Minuten nicht bereit zu treffen, die aber dein ganzes Leben zum Besseren verändern würde?

Was macht dir so richtig Spaß, aber du machst es viel zu selten?

Wie mächtig unsere Gedanken sind, sieht man auch am Placebo-Effekt.

Placebos sind zum Beispiel Medikamente ohne jegliche Wirkung.

Und doch lindern sie bei vielen Menschen die Beschwerden oder lassen die Beschwerden sogar komplett verschwinden.

Am Universitätsklinikum in Hamburg wurde zum Beispiel nachgewiesen, dass Placebo-Schmerzmittel die Schmerzverarbeitung im Gehirn verändern. Auf Kernspintomographie-Bildern kann man den Placebo-Effekt sogar sichtbar machen. Placebo-Schmerzmittel lösen zum Beispiel bei vielen Menschen eine Endorphin-Ausschüttung aus, die die Schmerzen lindert.

Wir hatten früher in der Pflege auch manchmal unter bestimmten Voraussetzungen Ärzte, die Placebos verschrieben haben.

Es kam auch immer drauf an, wie das Placebo dann angekündigt wurde. Mir fällt gerade eine Frau ein, die einfach nachts nicht schlafen konnte. Den ganzen Tag über war sie dadurch fix und fertig. Selbst sehr starke Schlafmittel haben ihr nicht geholfen.

Da hatte der Arzt eine Idee. Er hat Placebos aufgeschrieben und ihr angekündigt, dass es ein neues Medikament sei, das schon vielen Menschen geholfen hat. Es würde sofort wirken, wenn man es nimmt. Und so weiter.

Die Frau hat plötzlich nachts tief und fest geschlafen.

Sie war sehr dankbar über das neue Medikament.

Und an diesem Beispiel sieht man auch, wie wichtig Worte sind, wenn Medikamente angekündigt werden.

Unsere Worte (egal ob gesagt, gedacht oder geschrieben) sind einfach so machtvoll. Auch Worte, die andere zu uns sagen, haben eine unglaubliche Macht. Worte können berühren, heilen oder auch zerstören.

Wir alle kennen auch, wie heilsam Worte und die Zuwendung von jemandem sein können. Liebe kann so viel heilen.

Und vor allem auch die Liebe zu dir selbst.

Der Moment, in dem du dich wählst aus Liebe zu dir selbst und Dinge und Personen loslässt, die dir nicht guttun.

Der Moment, in dem du aus Liebe zu dir selbst dein Glück wählst und Dinge tust, die dir und deinem Körper guttun.

Das Nein zu anderen, das ein Ja zu dir selbst ist.

Die Zeit, die du nur mit dir verbringst, weil du spürst, dass es dir guttut. Die Pflege und Aufmerksamkeit, die du deinem süßen Körperchen gibst, einfach weil es sich so unglaublich gut anfühlt.

Eine Frage, die bei mir auch so viel verändert hat, war:

Was würde die Version von mir tun, die sich selbst von ganzem Herzen liebt?

Das hilft dabei, viel liebevollere Entscheidungen für dich selbst zu treffen. Und genau das wirkt sich so positiv auf deine Gesundheit und dein ganzes Leben aus.

Wenn du gerne liest, solltest du dir unbedingt das Buch „Du bist das Placebo" von Dr. Joe Dispenza kaufen.

Hier geht's direkt zum Buch:

https://amzn.to/3ZBN4Dx

Das ist einfach mega inspirierend.

Er beschreibt in diesem Buch so viele Geschichten von Menschen, die tatsächlich so passiert sind, die einfach durch die Kraft ihrer Gedanken / durch ihre Vorstellungskraft geheilt wurden.

Zum Beispiel wird in diesem Buch der Fall von 10 freiwilligen Probanden beschrieben, die alle an Arthrose litten. 5 von ihnen haben eine richtige OP am Kniegelenk bekommen, bei der das Knorpelgewebe entfernt und gespült wurde, das für die Entzündung der Gelenke verantwortlich war, und fünf von ihnen haben einfach nur einen Schnitt in die Haut bekommen, der ohne OP wieder zugenäht wurde. Sie wussten zuvor nicht, ob wirklich eine OP durchgeführt wird oder nicht. Das überraschende Ergebnis war, dass alle 10 danach über eine Besserung berichteten. Alle berichteten, dass sie wieder mobiler sind und endlich wieder Dinge tun können, die sie zuvor nicht mehr tun konnten.

Oder es wird von einem Mann berichtet, der an Krebs erkrankt war. Er hatte teilweise orangengroße Tumore am Nacken, in der Leiste und in den Achseln. Keine Therapie hatte ihm geholfen.

Er war bereits bettlägerig, als er von einem neuen Medikament erfuhr, das aus Pferdeblut hergestellt wurde und das wohl unglaubliche Erfolge bringen sollte. Das Medikament war gerade in der Testphase. Sein Arzt injizierte ihm das Medikament und es muss unglaublich gewesen sein, denn die Tumore bildeten sich nach und nach einfach komplett weg. Schon wenige Tage später konnte dieser Mann wieder laufen und war voll gut drauf. So lange, bis in den Medien plötzlich davon berichtet wurde, dass dieses Medikament wohl doch nicht so gut sein sollte wie gedacht. Kurz danach bekam er einen Rückfall und die Tumore kamen wieder zurück. Sein Arzt überlegte sich, da die erste Injektion ihm so gut geholfen hatte, ihm einfach destilliertes Wasser zu injizieren und zu erzählen, dass das Medikament diesmal in einer erhöhten Dosis ist, dass es besser hilft, und was dann passierte, war unglaublich ... seine Tumore verschwanden nach und nach wieder.

Das ist so krass und zeigt wieder eindrucksvoll, wie wichtig es ist, was wir denken und glauben.

Es gibt sogar schon Studien, die nachweisen, dass Optimisten länger und gesünder leben als Pessimisten. Und Studien darüber, wie sich unsere Gedanken auf die Gesundheit auswirken.

Dies findest du alles im Buch von Dr. Joe Dispenza.

Das Buch von Lissa Rankin könnte dich auch inspirieren:

„Warum Gedanken stärker sind als Medizin"

Hier geht's direkt zum Buch:

https://amzn.to/3iBM69R

In diesem Buch geht's um wissenschaftliche Beweise für die Selbstheilungskraft.

So spannend, was darin beschrieben wird.

Es wurde sogar schon in Studien erforscht, inwieweit der Glaube an erbliche Erkrankungen daran beteiligt ist, dass eine Krankheit ausbricht oder auch nicht. Einfach, weil es überliefert wird, dass diese Erkrankung normal ist in der Familie. Zum Beispiel bei Brustkrebs.

Mir haben vor zwei Jahren diese beiden Bücher unglaublich geholfen, deswegen wollte ich sie dir unbedingt weiterempfehlen.

Denk immer daran:

Du hast alles in dir, um zu heilen.

Dein Körper hat sich schon selbst so oft geheilt.

Vertraue dir und deinen Heilfähigkeiten.

Du hast es sowas von verdient, ein glückliches und gesundes Leben zu führen mit Fülle und Wohlstand in allen Lebensbereichen.

Ich wünsche es dir von Herzen!

Kapitel 2
von Dharamleen Kerstin Ostendorp

DIE EWIGE KOSMISCHE ORDNUNG AUF DEM TELLER

Dharamleen Kerstin Ostendorp

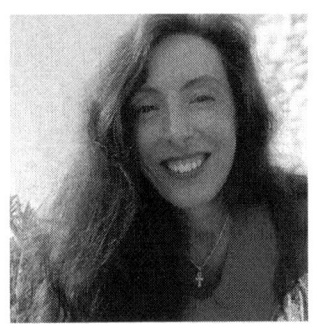

Sehnst du dich nach Gesundheit und Glück? Du möchtest die Leichtigkeit des Lebens wiederentdecken? Das sind auch die Anliegen von Dharamleen Kerstin Ostendorp. Sie zeigt dir den Weg der Entfaltung deiner Seelenkräfte, damit du dich in die heilsamen, göttlichen Qualitäten der Liebe und Dankbarkeit ausdehnen kannst. Ihr berufliches Wirken als Energie- und Ayurveda-Medizinerin umfasst die ganzheitliche Heilung, die Balance der Gedanken, das Loslassen von Emotionen. Sowie ein Eröffnen der Felder von Liebe, Bewusstsein und höherer Führung.

Du bist Therapeutin oder andere Dienstleisterin im Gesundheitswesen und dein bisheriges Leben hat dich erschöpft? Dann helfe sie dir, einem leichteren Weg, dem Weg deiner Seele, zu folgen. Hierzu bietet Dharamleen Kerstin Ostendorp tiefgreifende, heilsame und lebensverändernde Begleitung an.

Hier gehts zur Homepage:

https://dharamleen.de/ayurveda-tee/

Hier gibt es dein Gesund&Sein-Check als PDF-Download:

https://dharamleen.de/visionenleben/

Hier gehts zum YouTube Kanal:

https://bit.ly/YoutubeDharamleen

Die Ayurveda-Medizin beinhaltet Weisheitswissen, womit du deine Ernährung und deinen Lebensstil nach höheren Prinzipien und der kosmischen Ordnung ausrichten kannst. Du erfährst, wie ich zur Ayurveda-Medizin kam und warum ich sie so schätze. Abschließend teile ich fundamentale Tipps, wie du deine Gesundheit mit Hilfe dieser Lehre balancieren kannst.

Die ewige kosmische Ordnung auf dem Teller

Wie wichtig gesundheitliches Wohlbefinden wirklich ist, merken die meisten erst bei körperlichen Einschränkungen. Beschwerden und Symptome zeigen sich, wenn auf verschiedenen Ebenen das Leben aus dem Gleichgewicht geraten ist. So ging es mir und ich bin dem aus eigener leidvoller Geschichte nachgegangen.

Unser gesamtes Sein als Mensch ist ein Gefüge von physischem Körper, mentaler und emotionaler Ausrichtung, der Wahrnehmung über die Sinne und den Seelenqualitäten. Von einem ganzheitlichen Standpunkt betrachtet, strebt dieses Sein danach, sich in der ewigen kosmischen Ordnung auszubalancieren.

Gesundheit, Heilung und Spiritualität sind für mich zu einem Lebensweg geworden, genau weil ich bemerkte, dass ich unzufrieden war und mich falsch ernährte. Ich legte an Körpergewicht zu, hatte diverse Unverträglichkeiten bis hin zu massiven Verdauungs- und Hautproblemen.

So begann ich im Alter von 16 Jahren mich mit dem Thema Ernährung auseinanderzusetzen. Früher beinhaltete das Kenntnisse über Kalorien und Nährwerte. Aber auch das sogenannte FDH oder FDR, also „friss die Hälfte oder friss das Richtige".

In meiner Jugend und als junge Erwachsene erforschte ich meinen Körper, eine geregelte Verdauung, einzelne Lebensmittel, Kombinationen von Lebensmitteln und vieles mehr. Über die hergebrachten Ernährungsvorschläge ging ich hinaus. Ich erkannte, dass ich von innen heraus meine Haut- und Verdauungsprobleme therapieren konnte und ich erkannte ebenfalls, welche Themen sich dadurch ausdrücken wollten.

Auf meinem Heilungsweg hatte ich schon viel gelernt und mir auch Wissen der fernöstlichen Medizinsysteme angeeignet, wie der Traditionellen Chinesischen Medizin, der Ayurveda-Medizin und der Tibetischen Medizin.

Es hat mich fasziniert, wie einfach und logisch eine typgerechte Ernährung nach den 5 Elementen ist, die im Allgemeinen mindestens 80 % der Gesundheit und des Wohlbefindens ausmacht.

Dort habe ich gelernt, dass jeder Mensch abhängig von seinem Alter und den Jahreszeiten andere Bedürfnisse für das eigene Wohlergehen erfüllen darf.

Es gibt also nicht die eine Ernährungsform für alle, sondern weise Prinzipien, nach denen ich meine Speisen zusammenstelle und nach denen ich mein Leben organisiere. Genauso ist zu beachten, ob ich gesund bin oder bereits eine Krankheit in mir trage. Wie stark mein Verdauungsfeuer brennt und wie ich dieses auf sämtlichen Ebenen regulieren kann.

Das war also der Anfang. Mich faszinierte besonders die Ayurveda-Medizin und ihre umfassende, ganzheitliche Sichtweise auf den Menschen. Ich erfuhr so viel Weisheit, inneren Einklang und ein Bewusstsein für den eigenen Körpertyp mit seinen Stärken und Schwächen. Mit dem Ayurveda und dem Kundalini-Yoga fand ich in meine persönliche Kraft und durfte mich von dort aus immer weiter entfalten. Die ayurvedische Ernährungs- und Lebensweise wurde für mich zum Akt der Selbstliebe.

Ich heilte mich mit den universellen Prinzipien aus der vedischen Lehre und ich integrierte diese genussvolle Ernährung in meinen Alltag. Um dieses Wissen und die Weisheit auch anderen Menschen zugänglich zu machen, studierte ich von 2008 bis 2012 Ayurveda-Medizin und machte mich als Heilpraktikerin mit dem Schwerpunkt Ayurveda-Medizin selbstständig.

Daher teile ich hier im Mega-Mindset-Gesundheit auch von Herzen gern ein paar wesentliche Tipps und Grundlagen aus der ayurvedischen Weisheitslehre.

Ayurveda-Ernährungs-Tipps:

- Schaue auf Gesundheit und nicht auf Krankheit, beginne mit der gesunden Lebensweise, bevor du Einschränkungen erfährst.

- Iss nur, wenn du Hunger verspürst und erst, wenn die vorherige Mahlzeit verdaut ist. - Achte auf die Ernährung nach deinem Körpertyp, also die Balance der 5 Elemente.

- Iss mittags deine Hauptmahlzeit, vermeide abends schwere Lebensmittel, wie zum Beispiel Käse, Fleisch, Wurst, Eier.

- Niemals überessen! Der Magen sollte nach dem Essen zu etwa drei Viertel gefüllt sein.

- Achte auf leicht verdauliche Lebensmittelkombinationen. Verzehre Milch zum Beispiel nicht zusammen mit Hauptspeisen, sondern kombiniere sie nur mit der süßen Geschmacksrichtung.

- Alle Speisen sollten frisch zubereitet, wohlschmeckend, bekömmlich und warm sein. Insbesondere für Bewegungsnaturelle (Vata) sollte ein Teil der Nahrung gekocht sein.

- Iss in einer ruhigen entspannten Atmosphäre. Dabei solltest du nicht lesen, arbeiten oder fernsehen.

- Iss immer zur gleichen Tageszeit/im gleichen Rhythmus. So stellt dein Körper mehr Verdauungsenzyme bereit und nimmt die Nährstoffe besser auf.

- Bei einer schwachen oder unregelmäßigen Verdauung sollten die Speisen mit Gewürzen zubereitet sein. Diese machen die Mahlzeiten nicht nur schmackhaft, sondern unterstützen die Verdauung.

- Trinke zum Essen lediglich eine kleine Menge (ca. 200 ml) stilles, warmes Wasser oder Tee. Trinke in kleinen Schlucken. – Honig sollte nicht erhitzt und nicht zum Backen oder Kochen verwendet werden.

Weitere ayurvedische Lebensweisheiten:

- Stehe vor Sonnenaufgang auf, nach 6 bis 8 Stunden Schlaf.

- Trinke auf nüchternen Magen ein Glas warmes Wasser, um den Darm anzuregen.

- Reinige morgens neben Waschen und Zähneputzen auch Mund, Zunge, Hals, Nase, Augen und Ohren. Praktiziere Öl-Ziehen.

- Stärke den Körper durch Bewegungs- und Atemübungen, den Geist durch Meditation und Gebet.

- Nimm das Frühstück möglichst morgens gegen 8 Uhr ein, sofern du Appetit hast.

- Nimm das Abendessen gegen 18 Uhr ein, niemals nach Sonnenuntergang.

- Gehe vor 22 Uhr schlafen. - (Als Synthese-Naturell) Faste einmal pro Woche.

- Unterdrücke niemals die natürlichen Bedürfnisse wie Stuhl- oder Harndrang, Niesen, Husten, Gähnen, Lachen, Weinen.

Hast du das Gefühl, nicht in deiner Balance zu sein? Dann kommst du mit den genannten Tipps schnell wieder in eine höhere Ordnung und damit zu mehr Vitalität, Wohlbefinden und Zufriedenheit.

Ich wünsche dir viel Freude mit Ayurveda!

Dharamleen Kerstin Ostendorp

Kapitel 3
von Heike Maria Neumann

„GESUNDHEIT IST DAS FUNDAMENT FÜRS GLÜCK-LICHSEIN" – MEINE 5 MINDSETSHIFTS FÜR DICH

Heike Maria Neumann

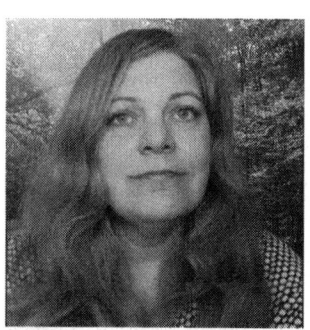

Seit ihrem ersten Kurs wird sie auch "Botschafterin des Glücks" genannt, denn genau darum geht es ihr im Leben. Sie zeigt Menschen auf, dass sie wirklich der Schmied ihres eigenes Glücks sind und auch Gesundheit mit einer bewussten Entscheidung für ein glückliches Leben anfängt.

Hier gehts zur Homepage:
https://heike-maria-neumann.de

Hier gehts zum YouTube Kanal:
https://bit.ly/youtube_zauberleben

Bei Gesundheit denken viele meist nur an Sport und gesunde Ernährung. Doch was auch dazu gehört und wie du dich ganz bewusst dafür entscheiden kannst und dadurch nicht nur gesünder, sondern noch glücklicher bist, erfährst du in meinem Beitrag in diesem Buch.

Gesundheit ist das Fundament fürs Glücklichsein - Meine 5 Mindsetshifts für Dich

„Die Gesundheit ist zwar nicht alles, aber ohne Gesundheit ist alles nichts."

Dieses Zitat von Arthur Schopenhauer hast du sicher schon mal gehört und stimmst mir bestimmt auch zu, dass da echt was Wahres dran ist.

Du warst ganz sicher schon mal krank und hast gespürt, da war an Spaß haben und Glücklichsein nicht so zu denken. Es war dir vielleicht total egal, du wolltest nur eins, gesund sein. Z. B. keine Schmerzen mehr haben. Wenn wir an Gesundheit denken, denken wir oft nur an gesunde Ernährung und Sport. Doch das ist nicht alles. Wäre ja zu einfach. Dann gäbe es ja nur gesunde und glückliche Sportler. Doch ich verrate dir, was noch wichtiger ist als das bzw. dass gesunde Ernährung und Sport allein nichts nützen, um wirklich gesund zu sein. Denn sicher kennst du jemanden, der trotz sehr gesunder Ernährung und ausreichend Bewegung krank geworden oder gar gestorben ist.

Deshalb möchte ich hier auch gar nicht über gesunde Ernährung und ausreichend Bewegung sprechen, da gibt es viele Experten, die das besser können. Ich schau mit dir an, was noch zum Gesund- und Glücklichsein gehört.

Es gehört vor allem dazu, dass du dich wohlfühlst, so wie du lebst. Nicht nur in deinem Körper, sondern vor allem an deinem Wohnort, deinem Zuhause.

Das hat einen sehr starken Einfluss auf uns und unsere Psyche. Beobachte dich im Alltag. Bist du gern in deinem Zuhause? Ist es da schön und gemütlich? Ist es ein Wohlfühlort? Oder erinnert es dich daran, dass du aufräumen müsstest und dass du dringend deinen nächsten Urlaub planen magst, damit du es schöner und vielleicht ruhiger hast als hier.

Mein **erster Mindsetshift** für dich:

Frage dich: Ist mein Alltag schön und einfach? Träume nicht von dem perfekten Wohlfühlort IRGENDWANN, sondern mach es dir als Erstes dort, wo du JETZT bist, so schön wie möglich und so einfach wie möglich. Warum?

Weil du JETZT lebst und nicht irgendwann. Erst wenn du weißt, wie sich das schöne leichte Leben anfühlt, kann es auch noch schöner werden. Also was kannst du genau JETZT dafür tun, dass du dich noch wohler fühlst in deinem Zuhause?

Vielleicht möchtest du ausmisten, dich von alten Dingen befreien, dich und dein Leben entrümpeln, leichter machen. Platz schaffen. Endlich das schon längst geplante neue Sofa bestellen oder schöne Bilder aufhängen. Was ist es bei dir?

Oder du stellst fest, du wohnst schon seit 10 Jahren in dieser Wohnung in der Stadt, die dir von Anfang an viel zu laut war. Hast dich irgendwie dran gewöhnt, doch du magst es viel ruhiger, ländlicher. Dann los, triff die Entscheidung für dich für deinen schöneren Alltag. Jetzt! Dein Wohnort, dein Zuhause, das spielt eine sehr große Rolle für deine Gesundheit. Es ist sehr wichtig, dass du dich JEDEN Tag wohlfühlst, da, wo du dich sehr oft aufhältst. Denn sonst bist du ganz unbewusst im Stressmodus und das schwächt einfach dein Immunsystem.

Ich kenne sogar Menschen, die planen ständig Urlaub und Wochenendtrips, weil sie sich Zuhause nicht so richtig entspannen können. Doch genau dein Zuhause sollte doch so ein Ort sein, wo du das kannst. Warum lebst du dann da, wenn das nicht möglich ist?

Da dein Zuhause ja nicht nur von dem Ort, sondern auch von Menschen, die dort sind, bestimmt wird, kommt dazu mein

Mindsetshift Nummer 2:

Unser Leben besteht aus Verbindungen mit Menschen, d. h. wir gehen in Beziehung mit Menschen. Und da spreche ich noch nicht konkret von Partnerschaft, sondern erstmal nur von deiner Familie, Freunden, auch Nachbarn und Bekannten. Wen hast du da in deinem Leben?

Tut es dir gut, diese Menschen um dich zu haben und Zeit mit ihnen zu verbringen?

Fühlst du dich währenddessen oder danach gut oder eher ausgelaugt, erschöpft oder verärgert?

Das ist ein Zeichen dafür, dass es deiner Gesundheit eher schadet, das heißt wieder springt der Stressmodus an und schwächt dein Immunsystem. Das heißt nicht, dass du gleich krank wirst davon, denn wir haben ja das bekanntlich „dicke Fell", doch wenn du dich nur z. B. mit Menschen umgibst, die ständig jammern oder kein gutes Haar an dir lassen, dann ist das sicher nicht wohltuend und somit nicht gut für dich und deine Gesundheit.

Du erkennst es daran, dass du davon weg möchtest und Erholung danach brauchst, da dein Energielevel sinkt. Hier macht es vor allem die Menge der Menschen und die Dauer des Kontakts aus. D. h. wie viele von diesen Nörglern, Pessimisten, auch kranken Menschen hast du in deinem näheren Umfeld und wie häufig verbringst du Zeit mit ihnen? Gibt es da auch Menschen, die dich nähren, wenn du mit ihnen zusammen bist? Mit denen du Spaß hast, die dir zuhören, dich verstehen, dich bestärken, die sich freuen und dankbar sind, dass es dich gibt?

Du fühlst es sofort, denn wenn du Zeit mit diesen Menschen verbringst, hast du danach genauso viel oder sogar mehr Energie, weil es dir und deinem Körper guttut. Sicher denkst du jetzt: „Und was ist mit den Menschen, die ich mir nicht aussuchen kann, wie z. B. meiner Familie, meinen Eltern oder

Schwiegereltern, meinen Kinder?" Auch da kannst du ganz klar entscheiden, wie viel Zeit du mit ihnen verbringst, wie viel Kontakt du haben magst, dass es dir guttut.

Und dass du ganz klar deine Grenzen steckst, bei deinen Kindern ist das wahrscheinlich selbstverständlich, aber genauso sollte es auch bei deinen Eltern und Geschwistern sein. Du entscheidest immer selbst, welche Energie du in dein eigenes Energiefeld hineinlässt.

Steckst du z. B. jahrelang in einem Familienkonflikt, dann ist das anstrengend, raubt dir Zeit und Energie und geht auf Kosten deiner Gesundheit. Mein Tipp, bring so schnell wie möglich Klarheit hinein oder distanziere dich davon. Denn nur du bist verantwortlich für deine Energie und somit für deine Gesundheit.

Und zu guter Letzt solltest du dir unbedingt auch deine Partnerschaft anschauen. Ist es wirklich das, was du möchtest oder ist das nur noch Routine und Langeweile oder ständiger Streit und ein Aus-dem-Weg-Gehen? Richtungsweisend ist da immer dein Gefühl, d. h. nicht, dass es nicht mal schlechte Tage gibt mit deiner Partnerin oder deinem Partner, denn die gibt es in jeder Partnerschaft, nein, es ist entscheidend, wie du dich die meiste Zeit deines Alltags an der Seite deiner Partnerin oder deines Partners fühlst.

Ist da kein Wohlfühlen mehr, dann darfst du dich darum kümmern. JETZT! Und nicht weiter zuschauen und vertrauen, dass es vielleicht wieder besser wird. Das ist echte Zeitverschwendung. Redet miteinander auf Augenhöhe. Ist da noch Liebe?

Kinder übrigens merken es sehr schnell, wenn die Partnerschaft ihrer Eltern nicht mehr so rund läuft und nur noch eine Zweckgemeinschaft ist. Es kann sein, dass sie sogar krank davon werden oder sich untereinander oft streiten, weil auch sie tagtäglich dieser niedrigen Schwingung ausgesetzt sind. Ach ja, auch wenn du Single bist, darfst du dich fragen: „Leide ich darunter oder finde ich es gut und kann bestens mit mir alleine sein und mich trotzdem nicht einsam fühlen?" Darum geht es auch gleich in meinem nächsten

Mindsetshift Nummer 3:

Wie gut bist du zu dir selbst? Lobst du dich, wenn du etwas gut gemacht hast, auf das du stolz sein kannst? Feierst du dich dafür?

Selbstliebe ist fast schon so ein Unwort und gleichzeitig ist es so wichtig. Denn wenn du gut zu dir bist, wenn du gut über dich denkst, über deinen Körper und über dein Tun, dann trägt das zu deiner Gesunderhaltung bei. Die Menschen um dich herum spüren es und werden dich anders wahrnehmen und anders mit dir in Kontakt treten. Nämlich immer nur genauso wertschätzend, wie du dich selbst siehst und behandelst.

Vielleicht kennst du das? Jemand ist ganz herablassend oder distanziert zu dir, z. B. dein Chef und du fragst dich, warum behandelt der mich so? Das hat meistens damit zu tun, dass du dich selbst nicht so gut behandelst, nicht so wertschätzend über dich denkst und über dich sprichst. Denn nur dann strahlst du das aus, dass es ok ist, dich so behandeln zu lassen.

Also, wie kannst du das jetzt für dich drehen?

Indem du für dich deine Nummer EINS bist! Egal was ist, ob es dir gut oder schlecht geht, ob du gesund oder krank bist, ob du dick oder schlank bist, alt oder jung, Fehler machst oder Erfolge feierst. DU bist genau richtig und du bist wundervoll. Du bist einzigartig und wunderschön. Mach es dir bewusst und schau in die Natur. Dort ist alles genau richtig. Auch die Gangart. Was meine ich damit? Gelassen und entspannt geht es da zu. Nach dem Rhythmus der Natur. Rennst du noch durch dein Leben und hechelst allen Möglichkeiten hinterher oder vertraust du einfach, dass immer alles sein darf und genau richtig ist, wie es gerade ist? Denn auch Hetzen oder sich ständig Sorgen machen schwächen deine Gesundheit, da es unglaublich viel Energie kostet, wenn dein Kopf sich ständig damit beschäftigt und ständig im Angst- oder Turbomodus ist. Sorge für ausreichend Entspannung und Spaß in deinem Leben.

Sich zu freuen an den kleinen schönen Dingen gehört genauso dazu wie richtig Spaß haben mit Freunden und Familie. Viel zu lachen ist gesund. Das hast du sicher schon mal gehört und selbst gespürt, dass du dich einfach wunderbar dabei fühlst.

Und wenn du dich überforderst, dir zu viel auflädst, dann ist es dir sicher auch schon passiert, dass dein Körper die Reißleine gezogen hat und dich mal eben mit einer Erkältung oder Ähnlichem ausgeknockt hat. Ja, du hast es selbst in der Hand, wie viel du dir auflädst. Stress findet tatsächlich nur in unserem Kopf statt und genau da darf er auch wieder gelöst werden. Sorge wirklich für genug Ruhe und Entspannung in deinem Leben. Finde eine gute Balance zwischen Aktivität und Entspannung. Das ist mein **Mindsetshift Nr. 4** für dich.

Apropos Aktivität. Ja deinen Job, der meist viel Raum und Zeit deines Tages einnimmt, habe ich noch gar nicht erwähnt.

Dazu mein **letzter Mindsetshift Nr. 5**:

Kommst du erschöpft und antriebslos jeden Tag von deiner Arbeit nach Hause? Oder fröhlich und gut gelaunt? Und bist stolz auf dich? Du hattest zwar viel zu tun, doch du bist erfüllt von dem, was du tust? Es macht dir Spaß?

Wenn Ersteres eher auf dich zutrifft, dann darfst DU dir diese Fragen stellen:

Macht mir mein Job überhaupt noch Spaß? Ja, es ist klar, dass ich damit nicht einen Tag meine, sondern generell.

Gehst du gern zur Arbeit?

Fühlst du dich wertgeschätzt und selbstwirksam? Denn das spielt eine wichtige Rolle. Wir Menschen mögen es, anerkannt, wertgeschätzt und selbstwirksam zu sein. Sonst verlieren wir die Freude und die Lust daran.

Vielleicht gehörst du zu denen, die schon sehr lange im gleichen Betrieb sind und auch gut verdienen und gar nicht daran zweifeln, dass irgendetwas nicht stimmig sein könnte in ihrem Job. Dann darfst du dich sehr freuen, denn dann gehörst du echt zu den wenigen, die tatsächlich genau den richtigen Job für sich gefunden haben. Doch die Mehrzahl der Menschen hat echt Mühe, jeden Tag gern zur Arbeit zu gehen. Es ist eher so eine Pflicht für sie. Anfangs nach der Ausbildung oder dem Studium hatten die meisten noch Spaß daran, weil es neu und weil es das erste selbstverdiente Geld war. Doch mittlerweile ist es vielleicht nur noch Routine oder du gehörst zu denen, die ständig auf der Suche sind nach mehr Erfüllung und deshalb oft ihre Arbeitsstelle wechseln. Doch immer wieder zeigt sich, dass irgendwas nicht stimmig ist, vielleicht die Tätigkeit an sich, vielleicht die Kollegen oder der Chef oder das Gehalt.

Ewig auf der Suche, das kostet Energie. Auch da darfst du dich fragen: „Ist es das, was ich aus ganzem Herzen schon immer machen wollte, für das ich wirklich brenne, für das es sich lohnt, jeden Morgen aufzustehen und das, was ich in dieser Welt bewirken möchte?" Wenn da nicht 4x ein fettes JA kommt, dann solltest du dein Herz sprechen lassen. Ja, für was brennst du wirklich? Was ist deine Vision und deine Mission für diese Welt? Was braucht es, um dich zu verwirklichen, also selbstwirksam zu sein? Wie viel Verantwortung möchtest du für dich, deine Gesundheit und dein Leben übernehmen?

Wohin ruft dich dein Herz? Und denke echt groß dabei! Zieh alle Möglichkeiten in Betracht! Sei ein echter Visionär! Du wirst sofort diese besondere Energie spüren, wenn sich das Richtige zeigt, diese eine Idee. Lass dir Zeit!

Ich selbst habe erlebt, was für ein Konstrukt wir manchmal leben, das uns vielleicht lange Zeit erfüllt und irgendwann kommen wir gar nicht mehr auf die Idee, dass da noch was in uns schlummert. Weil wir es vielleicht verdrängt haben oder uns ab einem gewissen Alter nicht mehr zutrauen, noch etwas ganz Neues zu beginnen. Ich habe z. B. erlebt, wie einem Mann, der zu mir kam und wissen wollte, warum er ständig krank war, obwohl die Ärzte ihm beste Gesundheit bestätigten, plötzlich die Tränen liefen, als er es erkannte. Ihm, der seit Jahren erfolgreich in der IT arbeitete, wurde plötzlich bewusst, dass er das nur machte, weil es eine angesehene Branche ist, er sich natürlich auch gut auskennt, man gut verdient und weil er seine Eltern stolz machen wollte. Doch sein Herz sprach eine ganz andere Sprache. Er liebte es, mit Kindern rumzualbern und Musik zu machen. Heute nach ein paar Jahren hat er tatsächlich auf sein Herz gehört, hat seinen gut bezahlten Job an den Nagel gehängt und eine Erzieherausbildung absolviert. Mittlerweile arbeitet er in einer Kindertagesstätte, ist sehr glücklich und ja, er ist echt nur noch ganz selten wirklich krank.

Fazit: Deine Energie verrät dir sehr schnell, ob sie deine Gesundheit unterstützt oder schwächt. Du darfst selbst herausfinden, in welchen Bereichen deines Lebens du da vielleicht ein Leck hast und Energie verschenkst und das evtl. auf Kosten deiner Gesundheit geht.

Bist du in einer hohen Schwingung, ist kein Platz für Krankheit.

In allen Bereichen deines Lebens solltest du dich fürs Glücklichsein entscheiden und vor allem immer für deine Gesundheit, denn ohne sie geht Glücklichsein eben nicht.

Kapitel 4
von Catharina Breu

DIE ENGEL ZEIGEN DIR DEN WEG ZUR VOLLKOMMENEN GESUNDHEIT

Catharina Breu

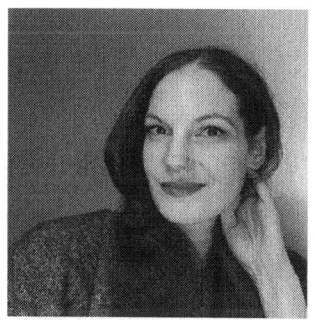

Catharina weiß, dass deine Engel immer bei dir sind und sie dich begleiten, unterstützen und dir helfen. Sie zeigt dir, wie du mit Hilfe deiner Engel dein Mindset für deine Gesundheit stark machen kannst. Als Expertin kann sie dir auch zeigen, wie dein Alltag mit der Unterstützung der Engel um so vieles leichter wird - auch gerade als Mama. Sie weiß, wovon sie spricht, denn als Mama von einer wundervollen 3-jährigen Tochter kann sie die Hilfe ihrer Engel oft sehr gut nutzen - nicht nur für ihre eigene Gesundheit und die ihrer Familie, sondern auch für die vielfältigen Themen ihrer Kundinnen.

Hier kannst du dir herunterladen:

5 SOS-Tipps für mehr Engelsenergie:

https://bit.ly/3D1UBQJ

Hier gehts zur Facebookgruppe:

https://bit.ly/31vLA4I

Was machst du, wenn du die ersten Warnsignale deines Körpers überhört hast und er jetzt streikt? Ich teile in diesem Kapitel ein einfaches Mantra mit dir und zeige dir eine Übung, mit der du mit Hilfe deiner Engel mit deiner gesundheitlichen Herausforderung in Kontakt treten kannst. Durch das bewusste Wahrnehmen und Ansehen können wundervolle Veränderungen passieren.

Die Engel zeigen dir den Weg zur vollkommenen Gesundheit

Du kennst bestimmt den Spruch: „In der Jugend opferst du deine Gesundheit dafür, Geld zu verdienen. Und im Alter opferst du dein Geld, um deine Gesundheit wieder zu bekommen" - oder so ähnlich.

Und vielleicht erinnerst du dich auch daran, da gab es so die eine oder andere Situation, wo du eigentlich gefühlt hast, dass dein Körper zuliebe deiner Gesundheit etwas mehr Ruhe und Entspannung gebrauchen könnte. Aber trotzdem hast du weiter gepowert - egal ob im Beruf, in deinem Business oder auch als Mama. Denn da waren diese (scheinbar sooo) wichtigen Dinge, Deadlines, Termine, die du unbedingt erledigen und einhalten wolltest ... usw. Und dann, wenn mal eine Ruhephase kam - zum Beispiel, wenn du ein paar Tage frei hattest - dann ist dein Körper völlig runtergefahren und du bist flachgelegen. Nix geht mehr. Kennst du, oder?

Tja und dann erkennt man plötzlich, wie wichtig die Gesundheit ist.

Ich habe bereits recht früh in meiner spirituellen Coaching-Ausbildung einen Satz kennengelernt, den ich sehr schnell für mich richtig zu schätzen gelernt habe. Und diesen Satz möchte ich gerne mit dir teilen: „Ich bin gesund, stark und vital." Eines Abends habe ich gemerkt, dass eine Erkältung im Anflug war. Ich hab dauernd niesen müssen, der Hals kratzte und ich habe bestimmt 2 oder gar 3 Päckchen Taschentücher innerhalb von ein paar Stunden verbraucht. Ich bin dann ins Bett gegangen und habe mir gedacht: „Gut, dann richte ich mich mal voll auf Gesundsein aus." Ich habe meditiert und dann diesen Satz: „Ich bin gesund, stark und vital" immer und immer wieder - so richtig mantraartig gedacht.

Wenn ich schätzen würde, dann waren es bestimmt ein paar hundertmal. Ich habe dabei richtig gemerkt, wie etwas in mir zu arbeiten angefangen hat. Und ich habe mich voll und ganz in dieses Gefühl hineinbegeben. Irgendwann bin ich dann darüber eingeschlafen. Am nächsten Morgen bin ich dann tatsächlich gestärkt und vital aufgestanden. Von der sich anbahnenden Erkältung habe ich überhaupt nichts mehr gemerkt - kein Niesen, kein Halskratzen, kein gar nix mehr. Das war für mich so ein richtiges AHA-Erlebnis, zu sehen, wie stark unser Mindset unsere Gesundheit beeinflussen kann.

Vielleicht denkst du dir jetzt: „Ja, das war doch bloß eine Erkältung! Aber wie soll das denn bitte bei schwerwiegenderen Dingen helfen???" Ich kann dich da sehr gut verstehen. Und ich will auch nicht sagen, dass dieser Satz alleine schwere Krankheiten heilen kann. Aber er kann ein Anfang sein. Und er kann dir dabei helfen, dass du dich immer wieder auf das ausrichtest, was du denn eigentlich haben willst: gesund sein, stark sein und vital voller Lebensfreude sein.

Zusätzlich kannst du dir ja auch noch jederzeit weitere Hilfe und Unterstützung dazuholen.

Vielleicht weißt du schon, dass unsere Engel immer und überall bei uns sind. Und sie helfen dir von Herzen gerne. Sie unterstützen dich und geben dir Impulse und Hinweise. Du musst sie nur darum bitten. Und das kannst du natürlich auch für deine Gesundheit tun, genauso wie für dein starkes Mindset, um gesund zu bleiben oder wieder gesund zu werden.

Der Engel, dem am meisten nachgesagt wird, dass er dich bei allen Gesundheitsthemen besonders gut unterstützen kann, ist Erzengel Raphael. Er ist der Engel der Heilung und der Gesundheit. In dem Buch „Die Erzengel" von Isabelle v. Fallois ist seine

Botschaft an dich ganz klar, dass die Heilung in dir selbst zu finden ist, indem du achtsam auf die Botschaft deines Körpers hörst.

Ich sehe auch sehr häufig, dass wir ganz oft dazu neigen, die Botschaften unseres Körpers zu „überhören". Überleg mal, wenn du - wie oben schon beschrieben - eine wichtige Deadline hast oder auch „nur" das Gefühl, dass du etwas (oder auch vielleicht ganz viel auf einmal) bis zu einem bestimmten Zeitpunkt fertig haben musst. Wie oft haust du dir dafür dann die Nächte um die Ohren, in dem Versuch, dir extra Zeit dafür aus den Rippen zu schneiden?

Und wie geht es dir dabei?

Du bist wahrscheinlich die nächsten Tage sehr müde. Vielleicht kannst du auch deine normale Leistung gar nicht abrufen und bekommst dadurch das Gefühl, noch mehr geben zu müssen.

Es entsteht ein Teufelskreis: Du versuchst noch mehr Extra-Zeit zu bekommen, indem du dir noch weniger Schlaf gönnst. Und bist dadurch immer weniger in deiner vollen Kraft und Energie usw. Das geht vielleicht eine Zeit lang gut, nur irgendwann wirst du vermutlich „nachgeben müssen". Dein Körper sagt dir ja eigentlich ganz klar, dass er eine Pause braucht, eine Ruhephase und Schlaf, um sich zu regenerieren und wieder die gewohnte Leistung erbringen zu können. Wenn du jetzt nicht auf diese Hinweise hörst, dann kann es sein, dass dein Körper die Reißleine zieht und du krank wirst. Mal ist es „nur" eine Erkältung, ein anderes Mal sind es irgendwelche Entzündungen.

Das kann dann tatsächlich so weit gehen, dass es schwerere Erkrankungen sind.

Ich kenne das auch ganz gut, denn gerade als Mama habe ich oft das Gefühl: „Ohne mich läuft gar nix. Ich muss auch krank noch funktionieren und alles am Laufen halten" – Wer kennt es auch? Aber nicht nur von mir selbst, sondern auch aus meinem Umfeld, meiner Familie usw. Es ist ja auch nichts Schlimmes, dass wir Vereinbarungen einhalten wollen und für unsere Lieben da sein möchten. Aber eigentlich wollen wir doch alle gesund, stark und vital sein, oder?

Und wenn dann da eine etwas hartnäckigere Erkrankung um die Ecke kommt, die dich so lieb gewonnen hat, dass sie nicht so schnell wieder gehen will, dann kann es hilfreich sein, wenn du dich an deine Engel wendest. Und entweder direkt Erzengel Raphael oder auch einen der anderen Engel, die dich jederzeit begleiten, um Hilfe und Unterstützung bittest.

Gerne teile ich mit dir dazu ein Tool, dass ich in meiner Ausbildung zum spirituellen Coach bei Iris Hoyer kennengelernt habe und hier gerne – in ein wenig abgewandelter Form – nutze. Es geht dabei darum, dass du auf die Botschaft hörst, die diese Erkrankung für dich hat.

Dass du es wahrnimmst, es als ein Teil von dir (was es zumindest in diesem Moment ja ist) annimmst und dadurch dann auch transformieren kannst. Denn in den meisten Fällen ist es einfach wichtig, dass du das, was auch immer da ist, einfach bewusst siehst und wahrnimmst. Dann geschieht die Veränderung ganz oft von alleine. Beginne am besten damit, dass du in einen entspannten Zustand kommst.

Du kannst dazu einfach einige Male tief ein- und ausatmen oder auch meditieren. Wenn es dir hilft, dann kannst du auch eine geführte Meditation dazu machen.

Sobald du in diesem entspannten und ruhigen Zustand bist, das heißt, dass dein Kopf und deine Gedanken Pause haben und du leichter auf deine Gefühle achten kannst, bitte deine Engel um Unterstützung. Du kannst auch gerne nur Erzengel Raphael darum bitten, dass er dich hierbei begleitet und unterstützt. Ganz wie es sich für dich in diesem Moment richtig anfühlt.

Und dann fühl einmal an die Stelle in deinem Körper hin, wo du das Gefühl hast, dass die Erkrankung, das Unwohlsein oder was es auch gerade ist, sitzt. Nehmen wir einmal an, dass du seit längerer Zeit Halsschmerzen hast und du spürst, dass es ganz oben in deinem Hals sitzt. Sozusagen genau unter dem Übergang von deinem Kiefer zu deinem Hals. Gehe jetzt mit deiner Aufmerksamkeit genau an diese Stelle. Nimm alles wahr, was dort gerade da ist. Wie fühlt es sich an? Nimm so detailliert wie möglich wahr, was sich dort zeigt und wie es sich anfühlt.

Wenn du magst, kannst du es dir auch für die weitere Bearbeitung kurz aufschreiben. Achte nur dabei darauf, dass du weiter in dem entspannten Zustand, in deinem Gefühl bleibst und nicht in deinen Kopf, ins Bewerten zurückrutscht. Was auch immer sich dir zeigt, sprich es dann ganz direkt an. Wenn du zum Beispiel einen dicken, dunklen Kloß dort oben in deinem Hals wahrnimmst, dann sage zu ihm: „Lieber dicker, dunkler Kloß, ich sehe dich jetzt und ich nehme dich jetzt wahr. Danke, dass du dich mir jetzt zeigst. Was hast du mir zu sagen? Welche Botschaft möchtest du mir zeigen? Und ich danke dir dafür. Jetzt!" Und atme danach ganz tief ein- und aus. Und dann fühle einfach hin, was du wahrnimmst. Du kannst auch gerne noch einmal ganz bewusst deine Engel mit ins Boot holen und sie bitten, dass du erkennst, um was es geht.

Denn ganz oft steht ein Thema dahinter, das gerne transformiert werden möchte. Was auch immer sich dann zeigt, es ist völlig in Ordnung. Sprich das, was sich zeigt, wieder ganz direkt an. Bitte es darum, dir zu sagen und zu zeigen, welche Botschaft es für dich hat. Erinnere dich bei dem ganzen Prozess immer wieder an deine Engel und bitte sie um ihre Hilfe.

Wenn du das Gefühl hast, dass du die Botschaft erhalten hast oder auch, wenn du gefühlt gerade nicht weiterkommst, dann bedanke dich bei z. B. dem dicken, dunklen Kloß, dass er sich dir gezeigt hat. Bedanke dich auch bei deinen Engeln und allen sonstigen Beteiligten für alles, was bereits Wundervolles geschehen ist und auch noch weiterhin geschehen wird. Und komme mit zwei bis drei tiefen Atemzügen wieder in dein Tagesbewusstsein zurück.

Oft kann es schon alleine durch das bewusste Hinsehen und Wahrnehmen zu einer Veränderung kommen. Und sollte es nicht sofort für dich ersichtlich sein, dann bitte deine Engel darum, dass sie es dir zeigen - vielleicht ist es auch einfach ein Impuls für den nächsten Schritt, den du machen darfst und an den du bisher noch gar nicht gedacht hast. Vertraue einfach darauf, dass du es wahrnehmen wirst und folge dann dem Impuls, den du bekommst.

Vielleicht magst du diese **Übung** auch einmal für dich versuchen?

Du kannst übrigens auch schon im Vornherein, also wenn du aktuell gesund, stark und vital bist, mit deinen Engeln dein Mindset für deine Gesundheit stärken. Bitte dazu einfach deine Engel, dir zu zeigen, was es braucht oder welche Botschaft, welchen Impuls sie für dich haben, dass dein Mindset entweder mehr oder noch mehr auf deine Gesundheit ausgerichtet ist. Und folge dann den Impulsen, die du erhalten hast.

Ich wünsche dir auf jeden Fall ganz viel Erfolg dabei, deine Gesundheit mit Hilfe deiner Engel zu stärken und die eine oder andere gesundheitliche Herausforderung mit ihnen zu transformieren. Denke einfach daran, deine Engel sind immer bei dir und möchten dich von Herzen gerne unterstützen. Du brauchst sie nur darum zu bitten.

Kapitel 5

von Carmen Zimmermann

WAS HABEN STRESS UND ANGST MIT DEINER GESUNDHEIT ZU TUN?

Carmen Zimmermann

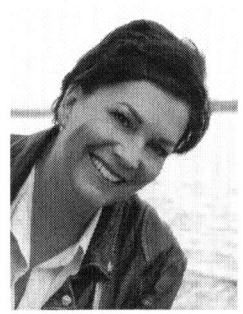

Carmen Zimmermann hat das Licht der Welt im Oktober 1976 in Arnsberg erblickt. Nach dem Abitur hat sie eine Ausbildung zur Physiotherapeutin absolviert und ist seit 2005 selbstständig mit eigener Praxis, seit 2021 in Überlingen am schönen Bodensee.

Die menschliche Psyche hat sie (neben allem Körperlichen) schon immer fasziniert, so dass sie in diesem Bereich viele Ausbildungen gemacht und Seminare besucht hat.

Seit vielen Jahren arbeitet sie online und offline sehr erfolgreich mit ihren Klienten.

In den letzten 2 Jahren hat sie physiotherapeutische Kollegen, Heilpraktiker, Ärzte und andere Interessierte online zum mentalen Gesundheitscoach ausgebildet.

Hier gehts zur Homepage:

https://www.shine-rise.de

Hier erfährst du den Zusammenhang zwischen chronischen, körperlichen Beschwerden und dem mentalen Zustand. Plus ein paar einfache Tipps, wie du deinen Stress, der sich negativ auf deinen Körper auswirken kann, reduzieren kannst. Alles basierend auf meiner jahrelangen Erfahrung als Physiotherapeutin.

Was haben Stress und Angst mit deiner Gesundheit zu tun?

Dein mentaler Zustand beeinflusst dein körperliches Wohlbefinden.

Was sagst du zu diesem Satz? Und stopp bitte, ich habe nicht gesagt, dass alle Krankheiten durch ein neues Mindset heilbar sind!

Ich bin nämlich kein Gegner der Schulmedizin, absolut nicht. Ich finde die Kombination aus alternativen Methoden und der Schulmedizin ideal. Mal wird das eine mehr gebraucht und mal das andere.

Also, kannst du dir vorstellen, dass Ängste und Stress sich negativ auf deinen Körper auswirken? Und andersherum, dass du viele chronische Erkrankungen lindern oder sogar auflösen kannst, wenn du deine Ängste auflöst und somit deinen Stress reduzierst?

Ich meine hier nicht die klassische Höhenangst oder Spinnenphobie. Ich meine z. B. die Angst, nicht dazuzugehören, nicht gemocht oder geliebt zu werden. Die Angst, nicht gut genug zu sein, Perfektionismus (ist übrigens auch eine Form von Angst) usw.

Genau das wissen viele nicht. Es sind unterbewusst ablaufende Prozesse, die irgendwann entstanden sind. Die meisten wissen nicht, dass ihre Nackenschmerzen mit zu viel Stress und Druck zu tun haben. Vielleicht trauen Betroffene sich nicht, „Nein" zu sagen (aus Angst vor Ablehnung und Ausgrenzung) und schultern sich viel zu viel auf. Durch diese Anspannung werden die Schultern immer ein bisschen hochgezogen oder die Zähne zusammengebissen („Zähne zusammenbeißen und durch" – diesen Spruch kennst du sicher).

Bei so einer Dauerspannung werden die Muskeln schlechter durchblutet. Das wiederum bedeutet, dass weniger Nährstoffe, v. a. Sauerstoff, in die Muskelzellen kommen. Gleichzeitig werden die Schlacken („Abfall") nicht mehr ausreichend abtransportiert. Schwups, sind die Schmerzen vorprogrammiert.

Ich höre immer wieder, dass viele ihre Nacken- oder Rückenschmerzen auf ihren unkomfortablen Arbeitsplatz schieben. Ist das wirklich der Grund? Dann müssten alle Menschen, die keinen top-ergonomisch angepassten Schreibtisch samt Stuhl haben, von solchen Schmerzen geplagt sein.

Hängt diesen Menschen vielleicht der Chef im Nacken oder die Arbeitskollegin? Ist die Anspannung durch den Stress, den bestimmte Personen auslösen, so groß, dass auf Dauer Schmerzen entstehen? Oder macht diese Person ihren Job total ungern und schleppt sich täglich mit schlechter Laune ins Büro? Und wartet dort angespannt und genervt auf den Feierabend? Kann das vielleicht der eigentliche Auslöser für diese Beschwerden sein?

Eine dauerhafte, körperliche Anspannung und ein hohes Stresslevel. Das sind, meiner Meinung nach, häufige Ursachen für Verspannungen und Schmerzen.

Egal wo, ob Rücken, Kopf, Nacken, Beine ....

Auf diese Art und Weise kannst du natürlich alle chronischen Beschwerden betrachten.

In den letzten 23 Jahren meiner Tätigkeit als Physiotherapeutin habe ich genau das immer und immer wieder erlebt. Irgendwann war ich unzufrieden damit, dass meine mühevolle Arbeit nur von kurzem Erfolg war. Meine Patienten kamen immer wieder mit den gleichen Beschwerden. Eine Zeitlang ging es ihnen gut und dann ging's wieder los ... Klar, für die Kasse meiner Praxis war das super, für meinen persönlichen Anspruch an meine Arbeit allerdings ganz und gar nicht.

Ach ja, wo ich gerade von mir rede. Ich komme mit dem „Gendern" nicht zurecht und es ist mir zu kompliziert. Hier fühlen sich bitte alle angesprochen und sehen mir das nach. Genauso mit dem „Du" und „Sie". Alle, die lieber ein „Sie" lesen möchten, fühlen sich bitte gesiezt. Ich möchte, dass mein Kapitel in diesem Buch einfach lesbar bleibt und respektiere jeden so wie er ist.

Jetzt zurück zu meiner physiotherapeutischen Arbeit. Erkennst du dich da wieder? Oder kennst du jemanden, auf den das zutrifft?

Um meine Arbeit erfolgreicher werden zu lassen, habe ich viele Ausbildungen im Bereich des Mindset-Trainings, eine tiefenpsychologische Ausbildung zum mentalen Gesundheitsberater und diverse Hypnoseausbildungen absolviert.

Von dem Zeitpunkt an konnte ich meinen Patienten ein Zusatzangebot machen: nämlich auch an der mentalen Ursache ihrer Beschwerden zu arbeiten.

Und, was soll ich sagen? Viele dieser Patienten habe ich nie wieder in meiner Praxis gesehen. Einige sind mir, wenn ich sie in der Fußgängerzone getroffen habe, um den Hals gefallen, weil sie endlich beschwerdefrei waren und sich ihr Miteinander mit Kollegen, Familie o. ä. sehr stark vereinfacht hat.

Wichtig ist, dass du glücklich bist. Rundum.

Hand aufs Herz: Kennst du jemanden, der chronisch krank ist und von sich behauptet, er sei glücklich?

Oder umgekehrt. Kennst du jemanden, der glücklich ist und gleichzeitig chronisch krank?

Mir sind diese beiden Fälle noch nicht begegnet!

Was haben wir gemacht und was kannst du jetzt sofort auch machen?

Das Allerwichtigste ist: Stress reduzieren.

Ich zähle jetzt einfach mal ein paar Punkte auf, ohne sie in der Tiefe zu erläutern. Das würde diesen Rahmen hier sprengen. Vielleicht kannst du sie einfach annehmen und umsetzen:

- Höre auf, über andere zu lästern! „Was Fritz über Franz sagt, sagt viel mehr über Fritz aus als über Franz." Lass das mal wirken. ;)

- Fokussiere dich auf das in deinem Leben, was du haben willst und nicht darauf, was du nicht willst.

- Gehe in deine Kraft und stehe für dich ein.

- Lerne hinter die Fassade von deinem Gegenüber zu schauen. Dazu gebe ich dir noch wertvolle Informationen. Denke immer daran, dein Gegenüber hat auch eine Geschichte, einen schlechten Tag, eine verkorkste Kindheit, nichtgelebte Träume usw.

- Bringe dich und deine Zellen in eine höhere Schwingung. Durch Sport, Hüpfen, Tanzen, Singen, Lachen, Sex …

- Nimm dich selber nicht so wichtig.

- Gib deinem Gegenüber Aufmerksamkeit, Respekt, Anerkennung und Liebe. ARAL. Immer wieder. Wichtig ist dabei, dass du seinen Geschmack triffst (wie beim Leckerlie für einen Hund ;-)) und nicht nach deinem Gusto agierst. Stelle dir einen Topf zwischen dir und deinem Gegenüber vor. Du füllst ihn mit Leckerlies nach seinem Geschmack. Irgendwann kommen Leckerlies zurück und euer Topf wird immer voller. Ein voller Topf verzeiht vieles. ;) So kannst du Menschen für dich gewinnen, mit denen es echt kompliziert ist. Ich würde den Aufwand allerdings nur betreiben, wenn mir diese Person wichtig ist ...

Jetzt möchte ich mir einen Punkt heraussuchen und ihn näher erläutern. Nämlich Punkt 4.

Wenn du Folgendes anwendest, wird so Vieles im Miteinander ganz viel leichter.

Der immer gleiche Ablauf der menschlichen Psyche - wenn du ihn verstehst, kannst du ihn verändern und v. a. deine Mitmenschen viel besser verstehen und auf sie eingehen.

Die menschliche Psyche folgt immer gleichen Abläufen, die sich nach einem bestimmten Schema gestalten —> wir wollen uns körperlich und psychisch maximal darstellen und dabei möglichst wenig Schmerz empfinden.

Alles, was in unserer Psyche aktiv ist, was sie sich vorstellt, wird in der Realität wahr (manifestiert). Dabei reagiert sie auf äußere Grenzen, die wir uns selber setzen. Beruhend auf unseren Erlebnissen und Erfahrungen. Diese Grenzen lassen uns eine innere „Schwäche" oder „Ohnmacht" empfinden. Wir reagieren auf diese Grenzen auf drei verschiedene Arten:

- Defensive (Rückzug)

- Offensive (Jähzorn)

- Akzeptanz (Verständnis)

Zu den Rückzugstaktiken gehört Angst. Sie äußert sich in Depressionen, Anpassung, Introvertiertheit, emotionaler Erpressung, Panik, Furchtsamkeit usw. Diese Menschen neigen zu Bewusstseinseintrübungen, wie z. B. durch Medikamente, Alkohol oder Drogen.

Sie bewegen sich in einem sehr kleinen emotionalen Raum und vermeiden es, an ihre empfundenen Grenzen zu stoßen. Oft wird die eigene Verletzlichkeit gerne gezeigt, um damit die Mitmenschen emotional zu erpressen und sie dadurch dazu zu bringen, keine weiteren Einschränkungen vorzunehmen. Sich also sehr rücksichtsvoll zu verhalten.

Um sich weiterhin frei zu fühlen, nehmen diese Menschen Einbußen auf körperlicher Ebene in Kauf. Diese werden dann sehr gerne „präsentiert", um an einen rücksichtsvollen und behutsamen Umgang mit sich selbst zu appellieren.

Zur zweiten Möglichkeit, der Offensive, gehören jähzornige und sehr dominante Menschen. Sie erweitern ihre empfundenen Grenzen, indem sie laut werden und nichts anderes mehr zulassen. Sie wollen einschüchtern. Wütende Menschen fühlen sich unterdrückt und schwach.

Je lauter uns gegenüber also jemand wird, desto kleiner fühlt er sich in Wirklichkeit. Er fühlt sich unterlegen. Wenn dir gegenüber also jemand laut wird oder dich körperlich angreifen möchte, mache dir dieses bitte klar. Wenn du ihm seinen geforderten Freiraum ganz bewusst lässt, beruhigt er sich schnell wieder. Wenn du nachgibst, wird er ruhig. Und wenn du dieses ganz bewusst und freiwillig machst, fühlst du dich nicht unterlegen und kannst den geforderten Raum also leicht geben. Es ist ja schließlich deine freie Entscheidung.

Richtig schön und leicht wird es, wenn du den dritten Weg gehst. Den Weg der Akzeptanz und des Verständnisses. Dafür benötigst du Empathie. Ein gewisses Feingefühl und die Fähigkeit, „hinter die Fassade" zu schauen. Also, du musst verstehen, warum dein Gegenüber diese Grenze hat bzw. sie setzt.

Wenn du so lebst und dieses schaffst, hast du gewonnen! Du bist gesünder, glücklicher, fröhlicher, leichter.

Dich kann niemand mehr verletzen. Und wenn du so selbstbewusst und ausgeglichen bist, denkst du anders. Wenn du anders denkst, fühlst du anders. Und damit schaffst du dir eine andere, neue Realität (s. oben: „manifestieren").

„What goes around, comes around" oder ganz einfach: „Was der Bauer sät, das erntet er!" Was du denkst und ausstrahlst, das wird wahr!

Du hast körperliche und psychische Bedürfnisse. Alle wollen befriedigt werden. Sind die psychischen Bedürfnisse befriedigt, fällt es uns viel leichter, alle anderen Bedürfnisse auch zufriedenzustellen. Denn die Psyche wird durch Informationen genährt, und diese sind die Auswirkungen unserer Gedanken.

Du hast nun die Wahl!

Und bitte, lasse dir Zeit! Veränderung passiert nicht von heute auf morgen. Besser du gehst deine Schritte klein und kontinuierlich. 2 mm jeden Tag ;-) und du erreichst Großartiges!

Je entspannter du mit deinen Mitmenschen umgehen kannst, dich nicht mehr verletzen lässt, dich über sie ärgerst usw., desto weniger Stresshormone produziert dein Körper und desto besser geht es dir.

Je mehr du deine Mitmenschen und ihre Verhaltensmuster verstehst, desto besser kannst du damit umgehen.

Wie du siehst, gibt es ganz viele Möglichkeiten, dass du dich körperlich viel besser fühlst, vielleicht sogar schmerzfrei bist.

Ich erzähle dir jetzt noch ganz kurz eine persönliche Geschichte.

Ich bin jetzt fast 46 Jahre alt oder jung, je nachdem. Ich fühle mich jung, viel jünger als mit Mitte 30.

Was habe ich gemacht? Gaaaanz viel mental mit mir selber gearbeitet. Ängste aufgelöst, mein Mindest verändert, ich bin viel gelassener und entspannter. Ich habe sehr viel in meinem Leben verändert, lebe ein bisschen wie Pipi Langstrumpf, nach ihrem Motto: Ich mache mir die Welt, wie sie mir gefällt.

Mit Anfang 30 hatte ich einen heftigen Bandscheibenvorfall zwischen dem letzten Lendenwirbel und dem Kreuzbein. Passiert ist es, als ich eine leere Gemüseschublade aus dem Kühlschrank vom Boden hochgehoben habe. Also nichts! Absolut nicht schwer und auch nicht groß.

Mir schoss ein unglaublich heftiger Schmerz in den Rücken, so etwas hatte ich noch nicht erlebt. Nach einigen Stunden tat nichts mehr weh …

Parallel ist Folgendes passiert: Ich bin an dem Tag Auto gefahren und habe immer wieder mit mir selber geschimpft, weil ich den Wagen ständig abgewürgt habe. Ich bin gestolpert beim Gehen und habe es absolut nicht kapiert!

Erst abends, als mein Fuß an einer Treppenstufe hängenblieb, habe ich langsam verstanden, was los war.

Ich konnte meinen rechten Fuß nicht mehr anheben (im Auto hatte ich kein Gefühl für die Kupplung und habe deswegen meinen Wagen immer abgewürgt, das wurde mir jetzt auch klar).

Ich hatte heftige neurologische Ausfälle. Deswegen waren auch die Schmerzen weg. Mein Becken konnte ich auf der linken Seite auch nicht mehr stabilisieren. Das machte mir natürlich Angst! Logisch.

Also, Termin beim Arzt gemacht. Ab ins MRT, dann zum Neurochirurgen.

Der Arzt kam persönlich mit meinen Bildern in der Hand ins Wartezimmer. Ich werde das nie vergessen ...

„Frau Zimmermann", rief er mich auf. Ich stand auf und ging zu ihm, so gut ich konnte. „Sie sind niemals Frau Zimmermann", sagte er zu mir. „Doch, die bin ich", erwiderte ich. „Das kann nicht sein, ich habe hier die Bilder einer alten Frau in der Hand", schoss er mir entgegen.

Wie ich mich da mit Anfang 30 gefühlt habe, muss ich dir nicht sagen. Vor allem, ich kannte mich ja aus. Patienten mit Bandscheibenvorfällen sind mein tägliches Geschäft. Da lief direkt ein Film bei mir ab. Habe ich jetzt mein Leben lang Schmerzen? Was ist mit meinem Beruf? Meiner Praxis?

Nun ja, ich wurde kurze Zeit später operiert, mein Fuß gehörte mir dann schnell wieder :-). Erholt habe ich mich ziemlich gut, ich war sportlich und schlank. Kein großes Problem.

Was war passiert? Heute weiß ich das. Damals hatte ich keine Ahnung.

Zu dieser Zeit hatte ich viel Stress, das bedeutet, mein Stress-Hormonspiegel war sehr hoch. Dauerhaft. Bandscheibenvorfälle passieren nur genau dann.

Nach der OP habe ich an Geräten trainiert und mich so durchgeschlagen. Mein Rücken schmerzte immer wieder, ich lernte damit umzugehen. Mich zu arrangieren.

Ein paar Jahre später fing ich an, mich mit der Psyche zu beschäftigen. Denn ich war mit meinem eigenen Zustand unzufrieden und wollte meine Patienten besser unterstützen können.

Ich besuchte viele Events, buchte Coaches für mich und machte ganz neue Ausbildungen. Aber das habe ich ja oben schon erzählt.

Meinen Rücken spüre ich seit einigen Jahren übrigens gar nicht mehr! Ich bin absolut schmerzfrei und kann alles machen. Seit ich mental so viel verändert habe, hat sich mein körperlicher Zustand ebenfalls extrem verändert.

Jetzt, 15 Jahre später, sehe ich viel besser aus als damals, habe eine ganz andere Ausstrahlung und bekomme viele Komplimente. ;-)

Natürlich sind Dinge wie:

- ausreichende Nährstoffe, Vitamine, Mineralien

- viel gutes Wasser zu trinken

- ausreichender und guter Schlaf

- Bewegung und frische Luft

- Sonnenlicht

ebenfalls wichtig für deine Gesundheit. Keine Frage!

Warum erzähle ich dir das? Um dir anhand meines Beispiels deutlich zu machen, dass du sehr viel an dir und in deinem Leben verändern kannst.

Für dich, deine Familie und Freunde.

Wenn ich das geschafft habe, schaffst du das auch!!

Wichtig ist, dass du beginnst. Ich bin seit vielen Jahren ein großer Fan davon, körperliche Beschwerden ganzheitlich zu betrachten und kann dir viele viele Erfolgsgeschichten aus meinem Praxisalltag erzählen.

Mit diesem Kapitel möchte ich dich motivieren, auch für dich zu gehen. Für deine Gesundheit.

Hole dir dein Leben zurück!

Viel Spaß und Erfolg dabei und natürlich eine fantastische Gesundheit!

Deine Carmen

Kapitel 6
von Suzanne Benzing
HOLE DIR DEINE ENERGIE ZURÜCK

Susanne Benzing

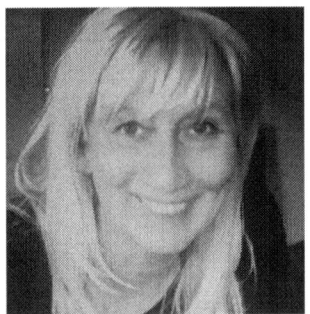

Susanne Benzing ist Weiblichkeitsflüsterin, Genussspe-zialistin und Körpertherapeutin. Sie begleitet in erster Linie Frauen dabei, sich wieder mehr mit ihrer Weiblichkeit rückzuverbinden und all die guten Geschenke zu erhalten, die dies nach sich zieht. Sie liebt es, Menschen zu befähigen und dessen Eigenkompetenz zu stärken. Ihr Ansatz ist hierbei meist körperbezogen und experimentell.

Hier gehts zur Homepage:

https://deine-weiblichkeit.space.de

Hier kannst du dir eine Übung für deine Gesundheit runterladen:

https://www.deine-weiblichkeit.space/deine-energie

Was ist Gesundheit?

Warum werden wir krank?

Wie bleib ich gesund?

Hole dir deine Energie zurück

Wusstest du, dass, wenn du ganz entspannt bist, du zu keinem negativen Gedanken fähig bist? Interessant, oder? Wir müssen uns also schon etwas anstrengen, um uns schlecht zu fühlen. Denn von Grund auf sind wir liebevolle, freudige Menschen.

Bevor ich dir eine Übung vorstelle, die nachhaltig deine Gesundheit stärkt, möchte ich dir kurz meinen Ansatz von Gesundheit erklären.

Gesund bist du, wenn du mit dir in Harmonie bist. Krankheit ist somit ein Hinweis deines Körpers, dass etwas aus der Balance gekommen ist. Dass du etwas tust, was dir nicht guttut beziehungsweise dir schadet. Dies kann mental über destruktive Gedanken sein. Seelisch, indem du nicht das Leben lebst, das für dich vorgesehen war, wo du deine Gabe lebst und dich dadurch erfüllt fühlst und dann nicht zu Ersatzbefriedigungen greifst, die dich nicht wirklich befriedigen. Oder körperlich, indem du dich zu wenig bewegst, schlechte Nahrung (z. B. Fastfood) zu dir nimmst oder deinen wundervollen, einzigartigen Körper ablehnst oder vernachlässigst.

Da ja Körper, Seele und Geist untrennbar (solange du lebst) miteinander verbunden sind, haben sie auch immer aufeinander eine Auswirkung. Das Schöne daran ist auch: du hast immer mehrere Möglichkeiten, wo du ansetzen kannst, um wieder zu heilen. Du kannst hierbei wählen, welchen Weg du gehen willst, welcher dir am angenehmsten ist.

Grundsätzlich geht es aber immer darum, wieder mehr zu dir, zu deiner einzigartigen Harmonie zurückzufinden und zu dem, was dir entspricht. Du bist einzigartig und deine Bestimmung ist es unter anderem, deine Einzigartigkeit zu leben und dadurch die Welt zu bereichern.

Leider wurde das meist nicht sehr gefördert, sondern eher unterdrückt. Deine Eltern haben es sicherlich nicht böse gemeint, sondern haben sich gewünscht, dass du gut in der Welt zurechtkommst. Leider auf Kosten deiner Lebendigkeit, da du dann ja Impulse von dir unterdrücken musst, um dich anzupassen. Dadurch bildet sich ein Muster aus, das uns eher im Außen sein lässt, als dass wir gut mit uns verbunden sind und uns spüren. Wir schauen dann, was von uns erwartet wird, um angenommen, gemocht ... zu werden. Statt in unserer Kraft zu sein, um dann ganz freudig unsere Geschenke mit der Welt zu teilen.

Was passiert mit deinem Körper, wenn du Impulse unterdrückst, um dich anzupassen?

Irgendwo in deinem Körper fließt es nicht mehr richtig. Es gibt eine Blockade (Anspannung), wo sich die Energie staut, sodass sich das dann durch Schmerzen bemerkbar macht. Oder / und du bist schnell ermüdet, da du für diese Anspannung Energie benötigst, die dir dann auf andere Weise fehlt. Das Ergebnis ist: Deine Energie kann nicht mehr frei fließen, ihre natürliche Harmonie ist gestört. Falls du dich davon nicht befreist, wird dein Körper immer schlechter versorgt und er wird dir immer mehr Symptome schicken, die dich darauf aufmerksam machen sollen, dass etwas nicht stimmt, dass es etwas gibt, was dir schadet, dass du von deinem Weg abgekommen bist.

Was kann uns aus der Balance bringen?

Hier nochmal ein paar Beispiele:

- schlechte Ernährung
- ungute Beziehungen
- Stress
- toxische Lebensumstände
- eine Arbeit, die dich nicht erfüllt
- destruktive Gedanken
- anhaltende Angst
- zu viele Kompromisse
- Abhängigkeiten
- Überforderung

- Ablehnung
- sich vergleichen
- Verletzungen ...

Die Lösung:

Hole dir deine Energie zurück!

Dann bist du wieder ganz mit dir verbunden – dann bist du in deiner Kraft und weißt, was gut für dich ist. Dann bist du automatisch mit allem verbunden und spürst, dass du genau so gut bist, wie du bist und dass du ein Teil des Ganzen bist.

Das ist übrigens auch das Geheimnis von charismatischen Menschen. Sie sind gut mit sich verbunden, ruhen in sich und müssen sich dadurch nicht kontrollieren. Stattdessen leben sie ganz im Moment und können ihn ohne Ablenkung oder Zerstreuung erleben. Dadurch schenken sie auch anderen die Möglichkeit, es ihnen gleich zu tun. Deshalb fühlt man sich bei diesen Menschen so wohl. Sie strahlen dieses Besondere aus, was sie sind und was auch jeder ist, wenn er gut mit sich im Einklang ist.

Ich freue mich, wenn dir die Übung hilfreich ist und du mehr und mehr deine Energie zu dir zurückholst und dadurch unter anderem dich und andere befreist und deine Einzigartigkeit mit uns teilst.

Ich danke dir!

Susanne (von deiner Weiblichkeit)

Kapitel 7

von Jacqueline Pentrack

5-4-3-2-1 LEBE IM EINKLANG MIT DEINEM ZYKLUS

Jacqueline Pentrack

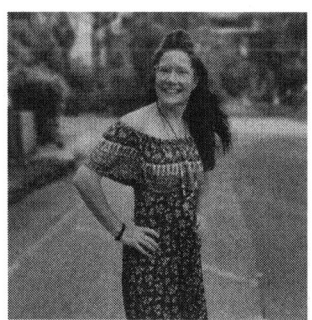

J acqueline Pentrack ist die Lernqueen. Sie liebt es, bewusstes Wissen zu vermitteln. Lernen ist für sie weiblich, intuitiv, zyklisch, bunt, kreativ, dufte und gehirn-gerecht. Jacqueline lebt, lernt und arbeitet im Einklang mit ihrem Zyklus. Außerdem nutzt sie Mindmapping für ihr erfolgreiches Business. Was sie in ihren Angeboten auszeichnet, sind ihre kreativen und gehirn-gerechten Materialien. Sie liebt es, ihre Ideen und ihre Power in die Welt zu bringen.

Hier kannst du dir runterladen:

5 Säulen für deine Hormonbalance :

https://www.pentrack.de/freebie_zyklus/

Hier gehts zu Instagram:

https://www.instagram.com/pentrackde/

Hier gehts zur Homepage:

https://www.pentrack.de

Dein weiblicher Zyklus ist dein Powerhaus. Erfahre, wie du deinen monatlichen Gesundheitscheck für dich nutzen und im Einklang mit deinem weiblichen Zyklus SEIN kannst. Lerne die fünf Säulen für deine Hormonbalance sowie die vier Zyklus-phasen kennen.

5-4-3-2-1 Lebe im Einklang mit deinem weiblichen Zyklus

5 Säulen für einen gesunden Zyklus

Dein Zyklus ist sehr komplex.

Wie wäre es, wenn wir deinen Zyklus ganzheitlich betrachten?

Ich arbeite mit den folgenden 5 Säulen für deine Hormonbalance.

Hormonfreundliche Ernährung

Es gibt wohl zu keinem Thema mehr Mythen als zur Ernährung.

"Um einen gesunden Zyklus zu haben, musst du auf tierische Eiweiße und unbedingt auf Zucker verzichten."

"Nein, du musst proteinreich essen."

"Du musst dich gesund ernähren."

Was ist denn bitteschön eine gesunde Ernährung?

Aus meiner Sicht heißt das für jeden Körper etwas anderes. Während mein Körper Milch und Zucker schlecht verstoffwechselt, sieht das bei dir vielleicht ganz anders aus. Während ich Fleisch gut verwerte, kann dein Körper das vielleicht besser mit Zucker.

Bei der hormonfreundlichen Ernährung geht es darum, deinen Körper in jeder Zyklusphase mit den optimalen Nährstoffen zu versorgen. Mit einfachen Rezepten, viel Frischkost und den richtigen Samen und Nüssen wirst du merken, dass es hier keine Diät oder strenge Regeln braucht. Und auch Zucker ist nicht immer der Bösewicht.

TIPP: Schau dir doch einfach mal an, was dein Körper nicht so gut verträgt. Wenn du magst, achte mal drauf, schreib es dir auf und lasse die Lebensmittel bewusst weg.

Stress

Haben wir nicht alle Stress? Ist das nicht normal heutzutage Stress zu haben? Ist ja schon fast wie ein Trend.

Für deinen Zyklus ist Stress das Todesurteil. Das Stresshormon namens Cortisol sollte eigentlich nur anspringen, wenn der Säbelzahntiger hinter dir her ist. Nun ist er ja schon ausgestorben. Also kein Grund für den Cortisol-Überschuss.

Wenn dein Cortisolspiegel ständig zu hoch ist, kommt dein Zyklus gehörig durcheinander. Um den zu senken, darfst du dich entspannen. TIPP: Fang doch mal mit 15 Minuten Entspannung am Tag an. Nur Zeit für dich und deinen Körper. Nimm deinen Körper bewusst wahr. Wie fühlt er sich gerade an, wohin kreisen deine Gedanken, was bereitet dir Sorgen? Was wünschst du dir? Was würdest du gern verändern in deinem Leben? Entspannung kann alles Mögliche sein: einen Kaffee genießen, eine Meditation oder auch eine Runde Laufen und sich richtig auspowern. Entspannung heißt nicht unbedingt faul rumliegen und atmen.

Bewegung

Bewegst du dich regelmäßig? Ich meine damit nicht, dass du exzessiv Sport treibst ;-).

Regelmäßige Bewegung senkt deinen Cortisolspiegel (siehe Stress), verbessert deinen Schlaf und regt die Verdauung an.

Gerade in der 2. Zyklushälfte ist die Verdauung bei vielen Frauen verlangsamt durch das Hormon Progesteron. Du darfst auch die Bewegung im Einklang mit deinem Zyklus betrachten.

TIPP: Während der Blutung eher auf Dehnung und langsames Yoga setzen, während du beim Eisprung auf Power und Ausdauer setzen kannst. Wenn du dich eher wenig bewegst oder es einfach noch hinzufügen möchtest: Wie wäre es, wenn du wirklich jeden Tag eine Stunde spazieren gehst oder 10.000 Schritte läufst? Wie viel mehr Aufmerksamkeit kannst du deinem Körper damit schenken? Und wenn du das Ganze an der frischen Luft machst, hast du den netten Nebeneffekt, dass die Natur dich erdet und den Kopf frei macht.

Schlaf

"Ich kann nicht einschlafen."

"Ich habe schlecht geschlafen."

"Ich werde nachts ständig wach."

Auch hier können deine Hormone "schuld sein", wenn sie ständig Achterbahn fahren. Hier hilft eine Regelmäßigkeit. Gehe immer zur selben Zeit ins Bett und unmittelbar vor dem Schlafengehen nicht am Handy rumdaddeln ;-). Und ja, das weißt du eigentlich schon alles. Naja eigentlich... Setzt du es auch konsequent um?

TIPP: Wie wäre es, wenn du mal ein neues Zubettgehritual einführst? Vielleicht ein heißes Bad vor dem Schlafengehen, eine Fußmassage, ein gutes Buch? Worüber würde sich dein Körperchen so richtig freuen? Probiere es aus und zieh es mal 30 Tage durch.

Ätherische Öle

Ein Öl allein löst nicht deine Zyklusbeschwerden. Das ist meine ganz klare Devise, aberrrrrr ätherische Öle können deinen Zyklus mega unterstützen z. B. bei

- Brustspannen
- Zyklusschmerzen
- Periodenkrämpfen
- Stimmungsschwankungen
- Libido Boost
- Hormonbalance

Achte beim Kauf auf eine einzigartige Qualität. Ich nutze nur ätherische Öle, die man auch innerlich und äußerlich auf der Haut anwenden kann. Auf meine Haut kommen nur Dinge, die man auch essen kann ;-).

TIPP: Lavendelöl kann dich bei Schlafproblemen unterstützen sowie bei innerer Unruhe vor der Blutung. Muskatellersalbei sorgt für eine gute Hormonbalance. Grapefruitöl ist das Öl der Körperehrung. Liebe, achte und ehre deinen Körper. Lass alle Ansichten los, die du über deinen Körper hast.

4 Zyklusphasen

Jeden Monat durchläuft dein Zyklus die 4 Jahreszeiten, die du auch aus der Natur kennst. Um zu erfahren, wann dein Körper in welcher Zyklusphase ist, empfehle ich dir, deinen Zyklus 3 Monate zu tracken.

Blutung: Fangen wir mit dem Winter an. Der Winter ist die Zyklusphase in deinem Körper, wenn die Blutung einsetzt. Es ist die Zeit des Rückzugs und der Einkehr. Sorge gut für dich und erhole dich. Es ist die Zeit mit dir.

Follikelphase: Im Frühling blühst du wieder auf. Es ist die Zeit des Wachstums, denn ein Follikel wächst in deinem Körper heran. Es ist auch die Aufbruchstimmung, denn die müden Lebensgeister werden geweckt und dein Körper sehnt sich nach frischer Luft und neuen Aktivitäten. Es geht wieder los. Neuer Zyklus, neue Ideen, neue Projekte.

Eisprung: Die Sommerphase ist die Hochphase für Arbeit, Sport, Liebesleben und Freizeit. Deine Dopamin-, Serotonin-, Testosteron- und Östrogen-Werte sind jetzt auf dem Höhepunkt. Der Eisprung ist die Lieblingszeit jeder Frau. Du fühlst dich mega wohl in deinem Körper.

Lutealphase: Der Eisprung ist vorüber und jetzt ist ordentlich Progesteron am Start. Es wird auch gern das Beruhigungshormon genannt. Dein Körper wird träger. Du bist jetzt in der Herbstphase.

Die Lutealphase ist die längste Phase im Zyklus. Du bist empathischer, kannst eher in dich hineinspüren und die kreative Phase startet.

Es ist auch die Zeit der Herbststürme und der "Fressattacken". Je bewusster du dir deines Zyklus wirst, desto weniger kommt es zu Stimmungsschwankungen, Fressattacken, Hautproblemen und vielen weiteren Zyklusbeschwerden.

3 Rezepte

<u>Wärmende Milch für die Menstruation</u>

Zutaten:

250 ml Pflanzendrink

1 TL Ingwerpulver

1 TL Kurkumapulver

1 Prise schwarzer Pfeffer

1 Prise Zimt

1 TL Ahornsirup, Dattelsüße, Birkenzucker (optional)

halber TL Bio-Kokosöl (optional)

Den Pflanzendrink erwärmen und alle weiteren Zutaten hinzugeben. Warm genießen.

<u>Rohkost für die Follikelphase / Eisprung</u>

Zutaten:

1 Zucchini oder

1 Gurke

1 Avocado

Himbeeren (oder andere Beeren)

Frühlingszwiebeln

Salat (z. B. Rucola)

Schneide das Gemüse, wie du es magst (z. B. Gurken in Scheiben) und richte es liebevoll auf einem Teller an. Außerdem kannst du etwas Dressing herstellen mit Öl, Salz, Pfeffer und Kräutern. Optional kannst du dein Dressing mit ätherischen Ölen (Lemon, Wild Orange, Pink Pepper) verfeinern. Achte auf ätherische Öle, die du auch innerlich einnehmen darfst.

<u>Süßkartoffel-Salat mit leckerem Öle-Dressing für die Lutealphase</u>

Zutaten für 2 Personen:

1 große Süßkartoffel

Saure Gurken

2 gekochte Eier (optional für diese Zyklusphase)

Die Süßkartoffel würfeln und dünsten. Danach die sauren Gurken würfeln und zu den warmen Süßkartoffelstücken geben.

Ein Dressing aus Apfelessig, Zitronensaft, 1 El Olivenöl, 1 Tr Grapefruitöl, 1 Tr Pink Pepperöl, etwas Salz herstellen und zum Salat geben.

Die Eier vierteln und als Deko oben draufgeben. Den Salat kannst du warm oder kalt genießen.

2 Seed Cycling Phasen

Zum Thema Seed Cycling gibt es bisher keine Studienergebnisse. Wenn du Lust darauf hast, dann probiere es aus. Auch hier ist wieder die Empfehlung, sich drei Zyklen Zeit zu nehmen.

Nüsse und Samen enthalten viele Mikronährstoffe.

Was brauchen unsere Hormone? Mikronährstoffe.

Seed Cycling bedarf der Regelmäßigkeit. Lass es zur Routine werden.

In der ersten Zyklusphase (Blutung bis Eisprung) verwendest du jeweils einen Esslöffel Leinsamen und Kürbiskerne und in der zweiten Zyklusphase (nach dem Eisprung) Sesam und Sonnenblumenkerne.

Schau mal, wo du die Saaten täglich einbauen kannst.

✦ Im Smoothie

✦ Im Salatdressing

✦ Im Müsli

✦ Im Joghurt/Obstsalat

✦ In Bowls als Topping

✦ Im Pesto

✦ Im Shake

1 gesunde Blutung im Monat in 1 gesunden Körper

Deine Blutung ist dein monatlicher Gesundheitscheck. Es ist die Reinigung deines Körpers und deiner Emotionen. Jeden Monat darfst du Altes loslassen. Nutze die ersten zwei Blutungstage zur Entspannung, Erholung und inneren Einkehr. Es ist jeden Monat wie eine Mini-Geburt und eine Erinnerung an dein weibliches Potential. Zelebriere die Blutung auf deine eigene Art und Weise.

Das kann ein entspanntes Bad sein, eine Wärmflasche, eine Meditation, Schlafen oder einen Spaziergang machen. Sorge gut für dich und gib deinem Körper die Zuwendung, die er sich wünscht.

TIPP: Kommuniziere mit deinem Zyklus und deinem Körper. Stärke dich für diesen neuen Zyklus, um im Frühling und Sommer richtig durchstarten zu können.

Heile deinen Zyklus

Nutze die 5-4-3-2-1-Tipps für deinen Zyklus, indem du ihn beobachtest und dir drei Zyklen lang aufschreibst, was jeden Tag in deinem Körper passiert. Was tat dir gut, was tat dir nicht gut?

Deine monatliche Blutung ist dein Gesundheitscheck. Und dein Körper ist ehrlicher als jedes Blutbild. Vertraue deinem Körper und lausche seiner feinen Stimme. Immer und überall.

Kapitel 8
von Carine Weiss

HEILUNG ENTSTEHT DURCH GÖTTLICHE VERBUNDENHEIT

Carine Weiss

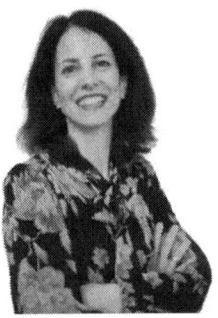

Carine Weiss ist Heilerin der Neuen Zeit und hilft Single-Frauen, den Weg frei zu machen für ihren Traumpartner. Dabei unterstützen sie die Erzengel und die aufgestiegenen Meister. In ihrer Coaching-Praxis bietet sie Heilsitzungen für das innere Kind, Familiensystem- und Ahnenheilung und Mindset-Arbeit an, damit der Weg frei wird für die Liebe, Gesundheit und den Erfolg. In ihren Healing Sessions unterstützt sie Klientinnen auf ihrem Weg zum inneren Frieden.

Hier gehts zur Homepage:

https://www.carineweiss.com

Hier gehts zu Instagram:

https://www.instagram.com/carine_weiss/

Wir haben verlernt und vergessen, dass wir ein Kind Gottes sind und heil werden können, wenn wir tief in uns nach der Ursache der Krankheit suchen und uns dementsprechend auch transformieren, damit die ureigenen Heilkräfte in uns auch freigesetzt werden können. Durch das Verstehen, woher und warum Krankheit entsteht, können wir heil werden. Auf dem Weg zur Heilung ist es unumgänglich, dass wir lernen, tiefes Vertrauen in uns und die geistige Welt zu entwickeln, um die Botschaften der geistigen Welt zu empfangen.

Heilung entsteht durch göttliche Verbundenheit

Laut dem Buddhismus ist die Ursache allen Leidens unsere Unwissenheit und das Nichtverstehen der wahren Natur der Dinge. Geburt, Alter, Krankheit und Tod sind „Stationen" oder „Meilensteine" unserer Existenz, die wir alle, mehr oder minder intensiv, durchlaufen und die größten Herausforderungen unseres Seins und unserer menschlichen Entwicklung darstellen. In der Konfrontation mit diesen unvermeidlichen Realitäten zeigen wir uns quasi nackt, in unserem puren Menschsein, in dem, was unser Leben wirklich an Substanz hat und unser innerstes Wesen ausmacht. Und damit hadert der Mensch verständlicherweise sehr. Denn wir haben verlernt und vergessen, dass wir ein Kind Gottes sind und heil werden können, wenn wir tief in uns nach der Ursache der Krankheit suchen und uns dementsprechend auch transformieren, damit die ureigenen Heilkräfte in uns auch freigesetzt werden können.

Der Buddhismus denkt in Kausalitäten, in Ursachen und Bedingungen, die wie ein Netzwerk ineinander verwoben sind. Nichts, was passiert, ist einfach Zufall, alles hat einen inneren Zusammenhang, eine geheime Logik. Und dieses Heilwissen gepaart mit meiner eigenen Heilpraxis möchte ich dir nun mit diesem Buchkapitel näherbringen.

Sei im Einklang von Geist, Gefühl und Körper

Zuerst darfst du dich als Ganzes wahrnehmen. Der Mensch besteht aus Seele, Geist und Körper. Seele und Geist existieren ewig, während unser Körper vergänglich ist. Er dient uns auf dieser Erde als Tempel für die Seele und ist unser Vehikel, um auf dieser Erde inkarnieren zu können. Wir kommen auf die Erde, um eine menschliche Erfahrung zu machen. Wenn die Seele, der Geist und der Körper im Einklang sind, dann ist der Mensch in Einklang mit der Schöpfung, mit dem Universum verbunden und heil.

Es wird in Zukunft immer wichtiger sein, dass die Kräfte des Körpers mit denen des Gefühls (Seele) und den Gedanken

(Geist) in Einklang gebracht werden. Wir werden aufgerufen, unsere Gefühlswelt hin zu Frieden, Liebe, Mitgefühl und Freude zu shiften und all unsere Verletzungen, Enttäuschungen, die Wut, die Trauer und die Ängste zu transformieren, um inneren Frieden zu erlangen. Und dies gilt für jede einzelne Person auf diesem Planeten. Bevor wir auf der Erde inkarnieren, müssen wir alle durch den Schleier des Vergessens gehen, der aus den Sieben Schleiern der Illusion besteht. Du kannst dich also nicht daran erinnern, wer du wirklich bist, woher du kommst, welchen Seelenverträgen du zugestimmt hast und welche besonderen Gaben und Talente du hast. Die Sieben Schleier der Illusion befinden sich vor deinem Dritten Auge. Du hast die Möglichkeit, die Schleier zu entfernen, damit du mit Klarheit sehen und die Erleuchtung erreichen kannst, einen Zustand, in dem sich dein Bewusstsein erweitert und du alle Aspekte deines Lebens meisterst. Für das Entfernen dieser sieben Schleier ist Erzengel Butyalil, der Engel der kosmischen Ströme zuständig, der die Beseitigung der Schleier für die Menschheit überwacht. Dazu bittest du Erzengel Raphael, den Engel der Heilung und der Fülle, der für das fünftdimensionale Dritte Auge zuständig ist und die Luft- und Wasserdrachen, die dir helfen werden, in höhere Schwingungen und Frequenzen zu kommen.

Wenn wir Menschen wirklich heil werden wollen, dann ist die Verbindung zum Universum unumgänglich. Mein Zugang sind die Engel, Einhörner, die himmlischen Drachen und aufgestiegenen Meister und dazu zähle ich auch Buddha. Dein Zugang mag ein anderer sein und das ist vollkommen okay. Das Entscheidende für den Heilungsprozess ist lediglich, dass du die Verbindung zum Universum suchst, aufrechterhältst und ihren Botschaften folgst. Denn «die da oben» haben den weitaus größeren Überblick über das, was es braucht für die Heilung, als du. Diesen Impulsen zu folgen, braucht Mut, weil sie dich an deine Themen führen, die du transformieren darfst. Sei es aus diesem Leben, einem früheren Leben oder aus der Ahnenreihe.

Jede Krankheit schenkt dir eine Botschaft zur Heilung

Denn jede Krankheit hat einen psychischen oder seelischen Ursprung. Die Krankheit wird sich dann manifestieren, wenn wir aus dem Rahmen fallen und nicht mehr im Einklang sind mit unserem Seelenheil. Die Krankheit kann dann als Botschaft verstanden werden, um wieder ins Gleichgewicht zu kommen. Den Impulsen aus der geistigen Welt zu folgen, bedeutet auch, der Intuition zu vertrauen, dass man zum richtigen Arzt, Heilpraktiker, Heiler, Coach, Psychologe, Psychiater oder sonst jemanden «geschickt» wird. Sehr oft ist es ein Zusammenspiel verschiedener Akteure und ein Gemisch von schulmedizinischen und alternativmedizinischen Angeboten. Sehr oft höre ich, dass die schulmedizinischen Angebote nicht «spirituell» seien, dem ich nicht zustimme. Jeder Arzt hat eine Seele und befindet sich selbst auf der Reise seines eigenen Seelenplans. Auch eine Operation kann eine spirituelle Erfahrung sein, die man erleben muss, um wahre Heilung zu erfahren. Es gibt nicht einfach EINEN einzigen Weg ... Es gibt Deinen Weg, den Du mit Mut und Durchsetzungskraft, Liebe und Vertrauen gehen darfst. Vertraue!

Krankheit entsteht, wenn wir von unserem Seelenplan weichen

Wenn wir zu sehr von unserem Seelenplan abweichen, kann die Energie nicht mehr ungehindert fließen und der Körper wird krank. Der Seelenplan ist ein «persönliches Ziel», das du dir vor deiner Geburt gesetzt hast. Dabei hast du dir bestimmte Themen ausgesucht, die du gerne in diesem Leben transformieren möchtest, wie zum Beispiel, Beziehungen zu heilen mit bestimmten Personen (meistens mit der Familie, dem Partner), das Gefühl der Ablehnung oder des Verlustes aufzulösen oder eben eine bestimmte Krankheit. Um heil zu werden, ist es unumgänglich, dass du Verantwortung für deine Krankheit und deine Themen übernimmst. Jede Krankheit hat eine oder mehrere Botschaften, die mit einer bestimmten Emotion einhergehen, wie Mangel an Selbstliebe, Harmonie, Glaube, Vertrauen oder Akzeptanz. Es steht und fällt mit deiner Bereitschaft, heil werden zu wollen. Dafür brauchst du eine große Portion an Selbstliebe und Urvertrauen und beides darfst du in diesem Prozess des Heilwerdens stärken. Es gilt rauszukommen aus dem Opferdasein und reinzugehen in deine Schöpferkraft, die immer in dir ist und war. Die bloß durch die Ängste und Sorgen und das ganze Kopfkino in Vergessenheit geraten ist. Wie sehr vertraust du dir selbst, dem Universum, Gott und dem Leben selbst? Wie sehr lässt du dich von deinen Ängsten führen, anstatt mutig deiner Intuition zu folgen? Welche limitierenden Gedanken in Bezug auf die Krankheit zeigen sich dir? Wie sehr steckst du in einem Gedankenkarussell fest?

Erschaffe eine Vision deines Lebens, das du erleben möchtest

Es gilt, den Weg nach vorne, in die Zukunft, aus der gegenwärtigen Situation zu kreieren und eine mutige, heile und kraftvolle Vision für dich und dein Leben zu erschaffen. Bei jeder Krankheit geht es auch darum, mit dem Erkennen der Ursache in der Vergangenheit die eigenen Muster zu begreifen und neu zu wählen. Es gilt, Frieden zu schließen mit deiner Vergangenheit, mit dem, was drückt, loszulassen und zu verzeihen und tiefen Frieden in sich zu finden. Eine Krankheit hilft uns, die tieferliegenden Aspekte in unserem Leben anzuschauen, weil wir sozusagen «gezwungen» werden, dahin zu schauen. Es ist also ein Segen, da sich hinter dem Leid immer ganz viele Geschenke verbergen, die dein Leben bereichern werden. Der erste Schritt, um gesund zu werden, ist immer eine klare Absicht zu haben, die mit einer Vision einhergeht. Deine Vision, wie dein Leben aussehen soll ohne deinen inneren Schmerz, Trauer, Angst oder Wut. Diese Vision ist dein Anker, wenn es wieder schwierig wird in deinem Heilungsprozess. Es ist dein Kompass und niemand hat ein Recht, diese Vision in Frage zu stellen. Es ist DEIN Leben. Erschaffe dir also eine Vision ohne deine Krankheit: Wer wärst du? Wer möchtest du wirklich sein? Was gilt es loszulassen, um diese neue Version deines Selbst zu werden?

Dein Glaube und dein Vertrauen versetzen Berge

Der Glaube und das tiefe Vertrauen sind die Grundpfeiler für Heilung. Urvertrauen kann durch tiefen Glauben an das Göttliche, an die lichtvollen geistigen Welten, an die liebevollen Engel, an das Leben, an sich selbst und an die Menschen entstehen. Es gilt zunächst einmal zu verstehen, dass alles zusammenhängt – „so oben, so unten". Aus dem Verstehen entwickelt sich ein neues Verständnis für Heilung, Ursache und Wirkung und du beginnst mehr zu glauben, anders zu denken, zu fühlen und zu handeln und das Bedürfnis zu haben, belastende Ereignisse und Erfahrungen loslassen zu wollen. Entwickelst du eine heilere Sichtweise, entsteht so eine heilere Realität. Glaube stets an eine lichtvolle Zukunft, ein liebevolles Zusammenleben und an Harmonie in dir und an die vollkommene Gesundheit. Suche Menschen in deinem Umfeld oder auf Social Media, die einen ähnlichen Weg bereits vor dir gegangen sind und lass dich von ihnen inspirieren und motivieren, weiterhin an deine Heilung zu glauben. Erlaube dir, loszulassen und deine Ängste und Sorgen Gott, dem Universum oder den Engeln zu überlassen und bete für mehr Ruhe und Geduld für deinen einzigartigen Heilungsweg.

Erlaube dir selbst, Hilfe in Anspruch zu nehmen. Jede Krankheit hat eine Botschaft und einen Ursprung. Es ist wichtig, auch einmal die Dinge einfach dem freien Lauf zu überlassen, ohne diese kontrollieren und manipulieren zu wollen. Die Dinge dürfen sich auch einfach so fügen und geschehen, ohne dein Zutun ... Denn viel zu oft stehst du dir in deinem Heilungsprozess selbst im Wege. Wähle für dich jeden Morgen die Liebe und vertraue darauf, dass das Richtige zum richtigen Zeitpunkt passieren wird. Vor allem dann, wenn es schwierig ist, wenn die Schmerzen da sind, wenn der Arzt keine gute Nachricht überbringt, die Zellwerte noch immer nicht gut genug sind ... Bleibe bei dir! Verbinde dich mit deiner Vision und folge den Zeichen. Vertraue! Du solltest stets darauf achten, dass alles, was du tust, aus vollem Herzen, in Liebe und Freude geschieht. Damit du in diese Frequenz dieser Eigenschaften kommst und sie auch selbstverständlich werden, nutze die Kraft des Gebetes, der Segnungen, der Meditation, der Gespräche, Momente der Ruhe und Entspannung, ausgedehnte Spaziergänge in der Natur und ganz allgemein eine erhöhte Achtsamkeit im Alltag.

Dein Glaube und dein Vertrauen sind auf dem Weg zur Heilung unumgänglich

Egal mit welcher Krankheit man sich auch konfrontiert fühlt, wichtig ist es, sich für die geistige Welt zu öffnen und mit dieser zu verbinden, damit die Heilenergie bis in die Zellebene dringen kann. Mit der Verbindung zur geistigen Welt erkennst du, was dich blockiert, wo du stehst und wohin der Weg dich führt. Es gilt, die Kraft des Urvertrauens wieder in sich zu stärken und zu erkennen, denn sie ist unentbehrlich auf dem Weg zur Heilung. Heilung kann über Nacht entstehen, aber sehr oft ist es auch ein Prozess, der sich über Jahre hinwegzieht. Und um diesen Prozess trotzdem mit Leichtigkeit gehen zu können, braucht es die Kraft des Urvertrauens, um sich immer wieder mit der Vision des Heilwerdens verbinden zu können, wenn es schwierig wird.

In Gottesvertrauen und wachem Bewusstsein leben wir in einer vollen Klarheit, die nicht durch das Auf und Ab oder gar durch ein Chaos von Gedanken- und Gefühlswirrwarr verschleiert wird. Wenn wir die Verbindung zur geistigen Welt und dem Urvertrauen unterbrechen, dann entsteht eine Lücke, die anderwärtig gefüllt wird, meist mit Ängsten, Trauer und Wut, die wiederum verhindern, dass wir in die Verbindung mit dem göttlichen Licht treten können.

Lerne mit deinen Ängsten umzugehen

Ängste spalten uns ab, sie hindern uns daran, unsere wahre Natur zu leben. Angst, als Gegenspieler der Liebe, hat immer mit mangelndem Urvertrauen zu tun, und so merkwürdig es klingen mag: die Angst im Leben ist ein Spiegelbild der Angst vor dem Tod. Sie hindert uns daran, unsere Einheit mit allem, vor allem mit dem göttlichen Licht, das uns bis in die Zellebene durchdringt und für Harmonie und Gesundheit sorgt, zu erkennen. Aus Ängsten entstehen meist weitere Ängste, doch wenn wir Vertrauen und Liebe zulassen, sind wir in der Lage, die Ängste durch Erkenntnisse zu überwinden. Dazu ist Vertrauen ins Universum wichtig und die Achtsamkeit gegenüber unseren Gedanken und Gefühlen. Auf deinem Heilungsweg bist du aufgefordert, deine Gewohnheiten und Muster zu überdenken, zu durchbrechen und umzupolen, damit du wieder ins Gleichgewicht kommst zwischen Seele, Geist und Körper. Angst ist im Grunde eine Vorstellung, eine Projektion, die zwar eine subjektive Realität besitzt, aber keine objektive. Selbst bei der Angst vor einer schlimmen Krankheit oder vor dem Tod handelt es sich immer um Vorstellungen.

Diese Ängste entstehen, weil wir nicht wissen, was uns mit dieser Krankheit oder dem Tod erwartet und welchen Schmerz wir erleben werden. Ängste gehören zu uns, weil wir vergessen haben, dass wir Liebe sind. Angst ist nicht per se unser Feind.

Sie ist der Gegenspieler der Liebe, die wir sind. Ängste entstehen aufgrund unseren Erfahrungen, die sich in Gefühlen niederschlagen. Es geht darum, dass sie sich nicht verselbstständigen und dich sabotieren und dich in deinem Heilungsprozess behindern. Ängste sollen also keine Macht auf dich ausüben, indem sie dich klein, verzagt, hoffnungslos oder depressiv machen. Angstimpulse hingegen helfen dir dich zu schützen, wie zum Beispiel vor Feuer, einem Angreifer oder einem wilden Tier. Meist stammen unsere Ängste aus unserer Kindheit. Zum Beispiel erlebtest du als Kind Ablehnung und daraus entwickelte sich die Angst, auch später im Leben abgelehnt zu werden. Wir sind dann darauf bedacht, dass uns niemand durch Ablehnung verletzt, weil wir die Ablehnung fürchten. Wir entwickeln dann ein Verhalten, das uns mehr von anderen trennt, als vereint: Wir verhalten uns ablehnend, vielleicht auch aggressiv, zu nachgiebig, zu überheblich oder zu unterwürfig. Die daraus resultierenden Konflikte entstammen aus der Resonanz mit dem Thema Ablehnung und tragen somit ein Krankheitspotential, das sich im Körper manifestieren kann.

Krankheit als falsche Programmierung

Ich sehe Krankheit als eine Stauung im Energiefluss und jeden Schmerz als Schrei der Seele. Es geschehen so viele Wunder, wenn göttliche Heilenergie in die erkrankten Bereiche fließt. Dies erfordert viel Vertrauen ins Universum und in die in uns innewohnenden Selbstheilungskräfte. Die geistige Welt ist immer daran interessiert, dich in die Heilung zu führen. Für das Universum gibt es deshalb auch keine Krankheit per se, sondern Vollkommenheit, Fülle und Gesundheit! So empfinde ich, dass die meisten Krankheiten aus einer falschen Programmierung des Unterbewusstseins stammen. Du kannst dir das so vorstellen, dass die alten Wunden aus diesem Leben oder früheren Leben zu bestimmten Glaubenssätzen führen, die dich darin limitieren, wirklich wieder gesund zu werden. Wir sind dann so lange von diesen unbewussten Programmen überzeugt, bis wir sie ändern oder aber durch die Krankheit dazu gezwungen werden.

Achte auf heilsame Gedanken

Auf deinem Heilungsweg wird es unumgänglich sein, auf deine Gedanken zu achten. Deine Gedanken lösen bestimmte Gefühle in dir aus. Alle niedrigschwingenden Emotionen wie Angst, Wut, Verzweiflung, Ärger, Enttäuschung, Trauer, Scham oder Schuldgefühle können dich krank machen. Zum Beispiel denkst du: „Ich werde nie gesund werden", was in dir das Gefühl der Hoffnungslosigkeit und Angst hervorrufen kann. Diese Gefühle gelangen als Hormone vom Gehirn in dein Blut. Sie tragen eine bestimmte Energiefrequenz. Das Blut wiederum ist die Umgebung deiner Zellen und wirkt auf die Zellfunktion beziehungsweise beeinflusst sie dementsprechend. Deshalb ist es so wichtig, dass du in dir positive Gedanken und Gefühle kultivierst, damit du die Zellfunktion umprogrammieren kannst hin zu Liebe, Frieden, Heilung, Leichtigkeit und Freude. Du besitzt über 100 Billionen Zellen ... Wenn du in dir also einen reinen Geist mit lichtvollen Gedanken und Gefühlen kultivierst, bekommen deine Zellen das mit und werden sich dementsprechend verhalten.

Erlaube dir loszulassen und heil zu werden

Heilung entsteht unter anderem, wenn du dem Ursprung dieser niedrigschwingenden Emotionen auf den Grund gehst. Woher kommen sie? Wann hast du sie zum ersten Mal erlebt und bewusst wahrgenommen? Kann es sein, dass der Ursprung in der Kindheit oder gar in einem früheren Leben liegt?

Hast du unbewusst Dinge aus deiner Ahnengeschichte übernommen?

Auf dem Heilungsweg wirst du automatisch in Verbindung mit deinem Unterbewusstsein treten müssen. Denn dort liegen ganz viele Geschenke und Offenbarungen begraben, die dir helfen werden, heil zu werden. Bitte dein Unterbewusstsein, sich zu öffnen, um dir Informationen zu schicken, die du für deinen Heilungsprozess brauchst und zwar immer nur so viel, wie du verkraften kannst. Es gilt im Grunde, ein neues Bewusstsein für dich und die Welt zu erschaffen, um mehr Gesundheit, mehr Liebe, mehr Freude, mehr Fülle, mehr Freiheit und Gelassenheit zu manifestieren. Du kreierst deine Welt immer von innen nach außen.

Lass dich auf den Ruf der Engel ein …

Mein Zugang zur geistigen Welt sind die Engel. Und ich möchte dir Erzengel Raphael vorstellen. Mit Erzengel Raphael kannst du sofortige und dauerhafte, körperliche und emotionale Heilung auf allen Ebenen des Bewusstseins erleben. Erzengel Raphael, dessen Name „derjenige, der heilt" bedeutet, ist der Engel der Heilung und der Heiler. Erzengel Raphael ist einer von nur drei Erzengeln (zusammen mit Michael und Gabriel), die von der Kirche geheiligt wurden.

Die Erzengel kannst du zu jeder beliebigen Situation rufen und sie werden immer in irgendeiner Form für dich da sein. Wenn du dich mit den mächtigen Engeln verbindest, ist es wichtig, für jede mögliche Art und Weise offen zu sein, in der sie deine Anfrage beantworten können. Da sie an mehr als nur einem Ort zur gleichen Zeit sein können, kann jeder jederzeit um ihre Hilfe bitten. Alle Engel sind stets bereit dazu, dich zu unterstützen. Sie warten lediglich darauf, dass du sie darum bittest, da du ein Wesen mit freiem Willen bist. Wenn du die Engel rufst, dann können sie dir in verschiedenen Formen erscheinen: manchmal als ein Gedanke, ein Gefühl, ein intuitives Wissen oder auch eine Vision.

Bitte Erzengel Raphael, dich in seinem grün-goldenen Licht einzuhüllen, sein Licht in deinen Körper und jede einzelne Zelle zu schicken. Du kannst ihm auch jederzeit Fragen stellen. Manchmal kommen einem die Antworten nicht gleich. Das kann daran liegen, dass man bewusst oder unbewusst noch nicht bereit dafür ist. Die Engel wollen einem immer nur gute Emotionen übermitteln und niemals Ängste oder Sorgen hervorrufen. Die Antworten kommen immer zum richtigen und idealen Zeitpunkt.

Heilgebet

Mach es dir bequem und atme tief ein und aus. Schließe die Augen, um in dir anzukommen. Entspanne deine Sinne, deine Schultern, deinen gesamten Körper. Komme noch mehr in dir an. Komme zur Ruhe. Lass goldige Wurzeln aus deinen Füßen wachsen, die bis zur Mitte von Mutter Erde hineindringen. Erde und zentriere dich. Bitte Erzengel Raphael an deine Seite und er wird dich in sein grün-goldenes Licht einhüllen. Bitte ihn, sein

Heillicht in deinen Spiritualkörper fließen zu lassen. Das ist die äußerste Schicht in deinem Aurafeld, wo sich karmische und seelische Verstrickungen, Seelenpläne und Seelenschmerz zeigen und verankert sind. Geh in die tiefe Absicht, alles loslassen zu wollen, was deiner Heilung im Wege steht. Nun lass die Heilenergie in den mentalen Körper fließen. Dort spiegeln sich alle limitierenden Gedanken, die dich daran hindern, in die Heilung zu gehen. Und nun lass die Heilenergie in den emotionalen Körper fließen, damit all deine niedrigschwingenden Emotionen wie Wut, Trauer, Enttäuschung, Stolz, Schuldgefühle, Scham oder Ängste sich auflösen können, um mehr Liebe, Leichtigkeit, Freude und Frieden in deinem Leben willkommen zu heißen.

Und zuletzt lässt du seine Heilenergie in deinen physischen Körper und deine Zellen fließen und lässt alles Belastende aus deinen Zellen über die Schleußen aus deinen Füßen abfließen ... Nach dieser Reinigung bittest du Erzengel Michael, dich in sein blaugoldenes Licht zu hüllen, um im Schutz und in der Geborgenheit zu sein. Bedanke dich bei ihm.

Ich wünsche dir von Herzen, dass du heil wirst.

Deine Carine

Kapitel 9
von Jessica Hofmann

DAUERSTRESS, DAS GIFT FÜR DEINEN KÖRPER UND GEIST! HEILEN DURCH DEIN MINDSET

Jessica Hofmann

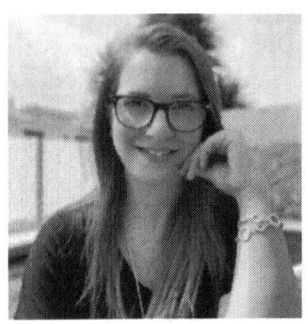

Jessica von Lebensanker ist Expertin im Bereich Stressmanagement für Führungspersönlichkeiten. Sie weiß nur zu gut, dass Führungspersönlichkeiten meist extrem viel leisten, dafür allerdings nur sehr wenig Anerkennung und Wertschätzung erhalten. Aus diesem Grund hat sie einen Prozess entwickelt, bei dem Führungspersönlichkeiten lernen, ihren Stress zu verstehen und in der Tiefe zu transformieren. So können sie innen wie außen in Balance kommen und sich künftig selbst die fehlende Anerkennung schenken.

Hier gehts zu Instagram:

https://bit.ly/3yuKTWY

Hier gehts zum kostenfreien Workshop:

https://bit.ly/3KHma5g

In meinem Kapitel geht es darum, was Stress mit unserem Körper anstellt und wie gerne wir all seine Warnsignale übersehen. Es handelt davon, dass unser Mindset uns hilft, zu heilen und beinhaltet eine Übung, um vorhandene, nicht dienliche Glaubenssätze ins Positive zu wandeln.

Dauerstress, das Gift für deinen Körper und Geist! Heilen durch dein Mindset

Wenn mich jemand fragt, ob ich der Meinung bin, dass unser Mindset in der Lage ist, uns zu heilen, dann ist meine Antwort auf jeden Fall „Ja". Ich bin fest davon überzeugt, dass unser Körper und unser Geist eine Einheit bilden. Geht es einem von beiden nicht gut, dann ist das auch bald bei dem anderen der Fall.

Warum ich davon überzeugt bin, möchte ich dir gerne anhand meiner Geschichte erzählen. Als ich 26 Jahre alt war, hatte ich meinen ersten Bandscheibenvorfall. Damals war ich noch nicht dieser Überzeugung. In dieser Zeit ging es mir nicht wirklich gut. Mein Körper hat mir auch vor dem Bandscheibenvorfall schon oft Warnsignale geschickt. Aber was soll ich sagen, natürlich habe ich diese ignoriert. Was damals oberste Priorität für mich in meinem Leben hatte, war erfolgreich zu sein. Ja nicht "scheitern", denn ich hatte die Jahre zuvor echt verdammt viel durchlebt. Und dann, als ich beruflich endlich auf dem aufsteigenden Ast war und quasi meinen damaligen Traumjob schon greifen konnte, war "scheitern" keine Option. Also ignorierte ich jedes noch so deutliche Signal und ich kann dir sagen, das waren einige.

Heute weiß ich, dass meine Seele vergeblich danach geschrien hat, endlich beachtet zu werden, aber damals gab es für mich nur Vollgas und das egal für welchen Preis. Ich habe damals die Diagnose hingenommen und schön brav all das getan, was man mir geraten hat. Als ich dann in der Reha war, stand dort auch ein psychologischer Termin an. Was soll ich sagen, ich habe ihn natürlich wahrgenommen. Die Dame, die mir gegenüber saß, fing an, mir Fragen zu stellen. Das eine oder andere hat mich damals schon nachdenklich gestimmt, aber glauben wollte ich nichts von dem, was sie da sagte. „Körper und Geist sind eine Einheit! Es ist bekannt, dass viel Stress sich unter anderem auch mit Rückenschmerzen sichtbar macht. Haben Sie denn viel Stress? Das wäre bei Ihrem Job nicht ungewöhnlich." Als die Dame das damals sagte, dachte ich: „Was will die mir denn da erzählen? - Das kommt doch nicht von Stress und ich habe bestimmt keine Probleme mit meinem Geist". Also habe ich natürlich davon geschwärmt, wie gerne ich meinen Job mache und wie wohl ich mich fühle und so weiter. Nach nicht mal mehr als 8 Wochen stand ich wieder auf der Matte und mein Leben ging weiter wie zuvor.

Zwei Jahre später kam dann der Knall und mein Erwachen. Ich hatte mir einen Infekt eingefangen und wurde so richtig ausgeknockt. Zehn Wochen Bettruhe von heute auf morgen. Ich konnte nichts tun, selbst aufstehen war eine wahre Kunst. Da fielen mir wieder die Worte ein, die die Dame aus der Reha damals sagte. Ich dachte darüber nach und dieses Mal war meine Antwort: „JA". Ja, ich hatte viel Stress und ja, ich war verdammt unglücklich. Von außen betrachtet hatte ich zu diesem Zeitpunkt alles, was mir wichtig war und was ich mir zuvor immer gewünscht hatte, aber innerlich war ich leer, ich war ausgebrannt und das Feuer in mir war erloschen. Mein Körper schickte mir einen Schlag ins Gesicht und heute weiß ich, der war mehr als nötig. Ich konnte mir damals nicht vorstellen, wie wichtig es ist, dass man nicht nur auf seinen Körper Acht gibt, sondern auch auf seinen Geist. Auf seine Gedanken, auf das Mindset und wie wichtig es ist, auch dieses zu pflegen und sich bewusst zu sein, welche Wirkung dieses auf uns hat. Ich begann mich allmählich mit dem Thema Persönlichkeitsentwicklung zu befassen, zu erörtern, wie stark mein Stress bereits ausgeprägt war und welche Dinge ich tun konnte, die mir helfen. Ich stieß damals unter anderem darauf, wie wichtig unser Mindset bei all diesen Themen ist. Immer öfter begegneten mir Wörter wie Selbstheilung, Manifestieren und positives Denken.

Als ich damals endlich erkannte, wie nah diese Themen alle miteinander zusammenhängen, hat sich in meinem Leben so viel verändert. Und heute kann ich mit Gewissheit sagen: „Unser Mindset ist definitiv in der Lage, uns zu heilen."

Stress ist heutzutage ein globales Phänomen. Er gehört zum modernen Leben dazu wie das tägliche Zähneputzen. Stress ist auch nicht direkt etwas Schlechtes, nein, er kann sogar sehr nützlich sein. Doch in den meisten Fällen, so wie auch bei mir, übersehen wir einfach, dass wir eigentlich schon zu viel davon haben. Für jeden Menschen bedeutet Stress natürlich etwas anderes. Jeder hat andere Erfahrungen gesammelt und verfügt über andere Ressourcen. Doch was ich in den letzten Jahren immer wieder beobachtet habe, ist, dass Stress quasi zur Mode geworden ist. Hast du keinen Stress, scheinst du nicht wirklich hart zu arbeiten und das ist in der einen oder anderen Branche ein absolutes No-Go.

Gerade bei Führungspersönlichkeiten, mit denen ich priorisiert zusammenarbeite, sehe ich dieses Phänomen immer wieder. Es ist beinahe schon ein Wettstreit, wer den größten „Schaden" hat. Wenn man sich dieses ganze Wetteifern aber mal bewusst macht, dauert es meist nicht lange, bis man bemerkt, wie bescheiden dieses Verhalten eigentlich ist und was es mit uns und unserem Körper anstellt. In den meisten Fällen ist es ja so, dass wir die ersten Warnschüsse unseres Körpers bezüglich Stress ganz gerne außer Acht lassen. Wir tun so, als wäre das alles gar nicht so wild und suchen uns tausend andere Schuldige. Das Kopfweh kommt von der Hitze oder zu wenig Wasser, ich habe heute Nacht nur falsch gelegen, deswegen tut mein Rücken weh, und so weiter. Für alles finden wir irgendeine Ausrede, hauptsache wir müssen nicht genauer hinsehen. Sicher kommt dir das eine oder andere Wehwehchen hier bekannt vor. Nur wie kann man da was ändern? Ganz einfach. Du darfst zuallererst einmal verstehen, was Stress überhaupt ist und wie er sich bemerkbar macht. Um dein Verhalten während Stressphasen im Körper zu verstehen, ist es wichtig, zu wissen, was in deinem Körper abläuft. Stress entsteht immer dann, wenn ein Ungleichgewicht zwischen der Anforderung, die man an dich stellt, und deiner Bewältigungsressource, die dir zur Verfügung steht, besteht. D. h. wird eine Anforderung an dich gestellt und du kannst diese nicht bewältigen, weil du nicht weißt wie, entsteht Stress. Ob dich also ein Reiz im außen oder in dir stresst, hängt nicht wirklich von der Situation ab, sondern davon, wie du die Situation bewertest bzw. bewältigst.

Deswegen empfindet jeder Mensch auch andere Dinge als stressig. Unsere Gedanken bzw. unser Mindset spielen bei dem Thema Stress also eine enorme Rolle. Das Verhalten, welches wir während Stresssituationen an den Tag legen, bestimmt unser Gehirn. Je nach Situation werden bestimmte Hormone ausgeschüttet, die uns entweder beruhigen oder aber zur Flucht aufrufen. Nehmen wir das Beispiel eines Uhrzeitmenschen. Näherte sich eine Gefahr oder etwas Ungefährliches an diesen Menschen, konnte er beispielsweise mit Hilfe seines Gehörs und der millisekundenschnellen Verarbeitung dieser Wahrnehmung im Hirnstamm lokalisieren, woher das Geräusch kommt und in die entgegengesetzte Richtung fliehen, kämpfen, sich tot stellen oder aber in Ruhe bleiben. Das heißt, das Gehirn hat in Millisekunden abgewägt, ob der Mensch genügend Ressourcen und Erfolgschancen hat. Der Körper hat die notwendige Energie bereitgestellt und dann wurde gekämpft, geflüchtet oder tot gestellt und danach wurde in der Höhle wieder entspannt.

Das war ein aushaltbarer/positiver Stress, da er nur für einen Moment war, die freigesetzte Energie abgebaut wurde und danach Erholung folgte. Überforderung entstand nur, wenn es keinen Ausweg gab und man letztendlich zur Mahlzeit des Tigers wurde. Heute sieht das anders aus. Unser Gehirn kann die unzähligen Reize oft nicht zuordnen (Büro, Mitarbeiter, Kunden, ...), die auf uns einprasseln. Dadurch werden eher Hormone, die zur Flucht helfen, ausgeschüttet, jedoch kannst du diesem Drang von Kämpfen, Flüchten oder Totstellen nachgehen, bzw. solltest du das vielleicht im Büro meiden. Ich glaube nämlich kaum, dass dein Gegenüber erfreut wäre, wenn du ihm den Knüppel über den Kopf ziehst.

Dein Gehirn checkt also, ob du in der Lage bist, die Situation zu bewältigen, welche Möglichkeit/ Ressource dir dafür zur Verfügung steht, und wie wahrscheinlich dein Erfolg damit ist. Kommt es zum Entschluss, dass du ausreichend Ressourcen hast, ist das Ganze maximal eine Herausforderung bzw. ein Lerneffekt. Reichen deine Ressourcen aber nicht aus, entsteht Stress. Die Energie, die also in dem Moment freigesetzt wird, in dem das Handeln früher notwendig war, um nicht gefressen zu werden, wird nicht verbraucht. Die Stresshormone stauen sich an. Dazu kommt noch, dass wir uns nicht mehr so viel bewegen wie früher und uns auch nicht immer die Erholung gönnen, die wir benötigen. So entsteht Dauerstress durch den Überschuss an Stresshormonen. Das macht krank! Im allerschlimmsten Fall führt das auch zum Tod, nicht durch den Tiger, aber durch Herz-Kreislauf, Ernährung, Unfälle, usw.

Deswegen sollten wir schauen, dass wir in Balance sind. Da du nun weißt, wie der Stress im Körper abläuft, ist es für dich sicher interessant, wie du das mit deinem Mindset "heilen" kannst. Nun, da Stress ja in unserem Kopf entsteht und du mit der Bewertung der Situation quasi in der Hand hast, ob dich etwas stresst oder nicht, kannst du ihn auch mit deinem neuen Mindset kontrollieren bzw. nicht aufkommen lassen. Natürlich solltest du auch noch das eine oder andere tun, um erst gar nicht in stressige Situationen zu gelangen, doch ganz wirst du ihn nie vermeiden können und das ist auch gut und richtig so.

Denn Stress ist ja nicht immer per se etwas Schlechtes. Er kann zum Beispiel bei Wettkämpfen oder in Gefahrensituationen hilfreich sein. In diesem Kapitel hier möchte ich dir nun gerne eine Übung mit an die Hand geben, mit der du an deinen nicht dienlichen Glaubenssätzen arbeiten kannst und so schon einmal den Weg zu einem neuen Mindset einschlägst. Als erste Übung solltest du deine wichtigsten Lebensbereiche nach Glaubenssätzen absuchen. Wenn du nämlich z. B. deine Ziele schon seit vielen Jahren nicht erreichst, dann könnte das auf nicht dienliche Glaubenssätze zurückzuführen sein, die dich unbewusst blockieren. Vor allem trifft das zu, wenn du ein bestimmtes Ziel von ganzem Herzen erreichen möchtest und es aus unerklärlichen Umständen nicht funktioniert.

Vielleicht versuchst du schon seit Jahren abzunehmen und es möchte einfach nicht gelingen oder du willst mehr lesen oder mehr Zeit für dich, aber schaffst es einfach nicht. Hier könnte der Grund z. B. sein, dass du unbewusst den Glaubenssatz hast, wenn du dick bist, sieht man dich nicht, und der Ursprung liegt eigentlich darin, dass du unbewusst ein Problem mit Sichtbarkeit hast. Oder vielleicht denkst du auch, nicht gut und stark genug zu sein und kreierst dir deshalb immer wieder Wehwehchen und Krankheiten, um nicht in deine Größe zu kommen.

Überprüfe also im ersten Schritt, in welchen Lebensbereichen du dir unbewusst nicht dienliche Glaubenssätze installiert oder aus deiner Kindheit mitgenommen hast.

In welchen Bereichen konntest du also deine Ziele bisher noch gar nicht oder nur unzureichend erreichen? Bzw. in welchen Bereichen bist du nicht wirklich zufrieden? Das sind häufig die Bereiche, in denen man auch nicht dienliche Glaubenssätze hat.

Du kannst die Bereiche wie folgt aufteilen:

Gesundheit, Körper, Psyche, soziale Beziehungen, Arbeit/Leistung, materieller Besitz und Einkommen.

Stell dir eine Skala von 0–10 vor und bewerte dann für dich jeden einzelnen Bereich mit der ersten Zahl, die dir in den Sinn kommt (0 bedeutet „absolut unzufrieden", 10 „sehr zufrieden"). Alles, was weniger als 5 Punkte hat, solltest du dir auf jeden Fall zuerst anschauen.

Im zweiten Schritt geht es dann darum, dass du dir deine Glaubenssätze in diesem Bereich bewusst machst. Nimm dir Zeit, um einmal zu überlegen, wie du über verschiedene Dinge in dem jeweiligen Lebensbereich denkst. Was sind nicht dienliche Gedanken/Sätze, die du hast? Gerne kannst du dich hierzu auch mal über den Tag beobachten und deine Gedanken aufschreiben.

Solche nicht dienlichen Glaubenssätze können z. B. sein:

- Ich werde nur dann respektiert, wenn ich die Erwartungen meiner Familie/Freunde/meines Chefs erfülle.

- Geld verdirbt den Charakter.

- Ich nehme sowieso nicht ab.

- Wenn ich keinen angesehenen Job habe, dann halten mich alle für einen Verlierer.

- XY ist viel besser als ich, deshalb werde ich nie so erfolgreich sein können wie er/sie.

Schreibe einfach mal alles auf, was dir so einfällt, bzw. was du so beobachtest.

Nun geht es im dritten Schritt darum, diese Glaubensätze zu ändern. Dies geschieht in sieben Schritten.

Schritt 1: Welchen deiner notierten Glaubenssätze möchtest du zuerst verändern? Konzentriere dich erstmal nur auf diesen.

Schritt 2: Zweifle diesen Glaubenssatz an, mache dir klar, dass er nicht unbedingt der Wahrheit entspricht. Notiere nun mindestens drei Gründe, warum der Glaubenssatz falsch sein könnte. Frage dich: "Ist das wirklich wahr?", "Wieso könnte man auch anders darüber denken?".

Schritt 3: Formuliere positive Glaubenssätze. Kehre deinen Glaubenssatz um, also ins Positive, sodass du dich damit wertvoller/bestärkt fühlst. Dann notiere hier drei Gründe, warum dieser neue Glaubenssatz der Wahrheit entspricht.

Schritt 4: Frage dich nach möglichen Gründen, warum du den nicht dienlichen Glaubenssatz entwickelt hast. Hast du ihn vielleicht bei deinen Eltern oder im Umfeld des Öfteren gehört? Kam er vielleicht aus Beziehungen zu anderen Menschen, aus der Schule, von Lehrern oder Mitschülern? Wenn du die Herkunft für dich geklärt hast, notiere drei Gründe, warum diese Personen falsch lagen. Warum können diese Personen gar nicht beurteilen, wie du wirklich bist oder was du kannst? Jeder kennt nur sich selbst am besten.

Schritt 5: Verzeihe der Person, die mitverantwortlich an deinem Glaubenssatz ist. Nimm die Situation an, wie sie ist, ändern kannst du die Vergangenheit eh nicht mehr. Mache dir bewusst, dass die Person(en) dir meistens nichts Schlechtes

126

wollte(n), ganz im Gegenteil. Wahrscheinlich wollte(n) sie dich damit eigentlich schützen und wusste(n) es selbst nicht besser. Verzeihe der Person. Du kannst dazu auch folgenden Satz für dich laut sprechen: Ich verzeihe dir, dass ... (Glaubenssatz), da du es auch nicht besser wusstest und du mir nicht schaden wolltest. Ich verzeihe dir.

Schritt 6: Handle nach deinem neuen Glaubenssatz. Schreibe auf, was du konkret tust, um die Wahrheit deines neuen Glaubenssatzes zu beweisen.

Schritt 7: Führe ein Erfolgstagebuch. Hier notierst du alle deine Erfolge, seien sie auch noch so klein in deinen Augen. Notiere alle Erfahrungen und Erlebnisse, die belegen, dass der neue Glaubenssatz wahr ist.

Wenn du den ersten Glaubenssatz für dich gewandelt hast, kannst du diese sieben Schritte auch mit den anderen machen. Ganz in deinem Tempo, einer nach dem anderen. Du wirst feststellen, dass du so dein Mindset immer weiter positiv stimmst. Dadurch ziehst du automatisch auch mehr positive Ereignisse in dein Leben, das lässt dich selbst wachsen und bestärkt dich. Du traust dich mehr und nimmst Dinge nicht mehr so belastend wahr. Und du wirst dich deutlich entspannter fühlen.

Ich wünsche dir nun ganz viele spannende Erkenntnisse.

Jessica Hofmann

Kapitel 10

von Diana Hochgräfe

GESUNDHEIT BEGINNT IM KOPF – WIE EIN EINZIGER SATZ DEIN KOMPLETTES LEBEN VERÄNDERN KANN

Diana Hochgräfe

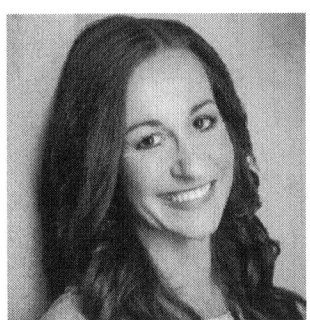

Diana Hochgräfe ist seit 2005 als Fitness- und Personal Trainerin sowie Ernährungsberaterin tätig. Nachdem sie sich nach und nach immer mehr dem Zusammenspiel von Körper, Geist und Seele widmete, absolvierte sie 2011 die Prüfung zur Heilpraktikerin und ließ sich einige Jahre später zur elen.ara® Therapeutin ausbilden.

In ihr Mentoring lässt sie heute ihr gesamtes Wissen als auch ihre eigenen Erlebnisse und Erfahrungen einfließen. Durch die Anwendung ganzheitlicher Methoden und mithilfe von Yoga,

Meditation und energetischen Tools schaffte sie es, sich aus einer schweren Depression zu befreien und auch andere körperliche Beschwerden zu überwinden.

Hier gehts zur Homepage:

https://www.diana-hochgraefe.com

Hier kannst du dir dein magisches Schreibjournal runterladen:

https://www.magic-soulwriting.com

Hier gehts zur Facebookgruppe:

https://www.facebook.com/groups/schreibdeinegeschichteneu/

Unsere Gedanken und Worte kreieren unsere Realität. Das, was wir glauben, hat einen großen Einfluss auf unseren Körper und unsere Gesundheit. Wenn du dich bewusst dafür entscheidest, gesund zu sein, können wahre Wunder geschehen.

Gesundheit beginnt im Kopf - Wie ein einziger Satz dein komplettes Leben verändern kann

Jahrelang litt ich unter schweren Depressionen, die sich im Laufe meines Lebens schleichend entwickelt hatten. Die Ursachen hierfür finden sich bereits in meiner Kindheit, denn all das, was wir währenddessen erleben (insbesondere in den ersten sieben Lebensjahren), prägt sich tief in unser Unterbewusstsein ein. Als Kind sind wir noch nicht in der Lage, zu unterscheiden, was richtig oder stimmig für uns ist, und so nehmen wir alles ungefiltert auf. Sämtliche Glaubenssätze und Verhaltensweisen, die wir von unseren Eltern und unserem gesamten Umfeld (Lehrer, Verwandte, Freunde, Medien etc.) übernommen haben, beeinflussen sowohl unsere Wahrnehmung als auch unsere Handlungen.

Während meiner depressiven Phasen war es für mich das Schlimmste, zu hören, dass man davon nie genesen könnte, dass mich diese Erkrankung ein Leben lang begleiten würde. Da mich zu jener Zeit niemand vom Gegenteil überzeugen konnte beziehungsweise ich niemanden kannte, der tatsächlich gesund geworden war (ich fand bei meinen Recherchen tatsächlich auch keinerlei positive Erfahrungsberichte), glaubte ich dieser Aussage. Schließlich führte dies dazu, dass ich nicht mehr leben wollte, da ich mir immer wieder folgende Fragen stellte: *„Wie soll ich diese seelischen Qualen ein Leben lang aushalten? Was macht das alles für einen Sinn?"*

Als ich eines Nachts auf einer Burg stand und allem ein Ende bereiten wollte (damals war ich Anfang 20), hielt mich irgendetwas davon ab. Vielleicht war es eine höhere Macht oder mein Schutzengel (davon hatte ich offenbar ziemlich viele). Ich blickte hinauf in den Sternenhimmel, während ich mal wieder vollkommen verzweifelt war und mir die Tränen die Wangen hinunterliefen. Niemand schien meinen innerlichen Schmerz zu verstehen, geschweige denn mir helfen zu können. Ich schickte ein Stoßgebet nach oben und wünschte mir nichts sehnlicher, als wieder gesund zu sein. Dieser Moment machte offenbar etwas mit mir. Ich atmete tief durch, wischte mir die Tränen aus dem Gesicht und lief die Stufen zu meinem Auto hinunter. Darin blieb ich noch eine Weile sitzen, bis ich mich wieder gefangen hatte und fuhr anschließend zurück zu meiner Wohnung.

Was dieser eine Satz, dieser Wunsch, alles in Bewegung setzte, wurde mir erst viele Jahre später bewusst.

Zu diesem Zeitpunkt arbeitete ich in Vollzeit als Management-Assistentin bei einer Spedition in Luxemburg, zu der ich jeden Tag von Rheinland-Pfalz aus pendelte, und war nebenbei als Aerobic Trainerin tätig – einfach aus Spaß an der Freude und weil es mich gerufen hatte. Ich nahm regelmäßig an Aerobic Conventions/Marathons teil, machte Spinning, Thaibo, Langhanteltraining, ging joggen etc. Der Sport lenkte mich stets ab und ich erlebte währenddessen natürlich eine enorme Endorphin-Ausschüttung, was all den Schmerz für einen Moment lang vergessen ließ – jedoch nur so lange, wie ich in Bewegung war. Sobald ich ruhte, erfassten mich die dunklen Gedanken von Neuem und ich versank in einer abgrundtiefen Traurigkeit, die ich mit Worten kaum beschreiben konnte.

Wie es der „Zufall" so wollte, belegte ich bei einer dieser Conventions einen Step-Kurs beim damaligen Geschäftsführer einer Fitness Academy in Hamburg. Ich war von seiner Choreografie total begeistert und ebenso von der Vollzeit-Ausbildung zur Fitness Managerin, die er nebenbei erwähnte. Als ich erfuhr, dass diese über 400,- Euro monatlich an Schulgeld kostete (10.000,- Euro für die zwei Jahre), verschwand die Broschüre erst einmal in einer meiner Schubladen. In meinem Kopf spielte sich folgendes Szenario ab: *„Das kann ich mir nicht leisten! Wie soll ich das denn anstellen? Dafür müsste ich meinen sicheren Job aufgeben und nochmal komplett bei null anfangen…"*. Als es mir jedoch von Tag zu Tag immer schlechter ging, ich mich im Büro kaum noch konzentrieren konnte und spürte, dass ich dringend etwas verändern müsse, nahm ich all meinen Mut zusammen und sprang ins kalte Wasser. Ich bewarb mich für die Ausbildung, erfüllte alle Kriterien, nahm zwei Kredite (noch während meiner Festanstellung) auf, suchte mir ein WG-Zimmer und beendete sogar meine bestehende Partnerschaft, da mir meine damalige Therapeutin vermittelt hatte, dass diese mir nicht guttun würde. Aber das ist eine andere Geschichte …

Ich hatte um Heilung gebeten und so sandte mir das Universum eine Möglichkeit dazu. Letztlich war genau das tatsächlich mein erster wichtiger Schritt auf diesem Weg. Es folgten drei herausfordernde Jahre mit so einigen Höhen und Tiefen, dennoch gab ich nicht auf. Kurz vor meiner Abschlussprüfung traf ich eine weitere wichtige Entscheidung. Zu jenem Zeitpunkt nahm ich noch Antidepressiva und fühlte mich dadurch oft nicht wie ich selbst, irgendwie eingedämmt. Obwohl mir gesagt worden war, dass man diese nicht von heute auf morgen absetzen dürfe, sondern nur schleichend, tat ich genau das –

zwei Wochen vor meiner Prüfung, was laut der Meinung anderer ein ziemliches Risiko in sich barg. In mir war aus tiefster Seele der Gedanke aufgestiegen: *„Ich will wieder vollkommen gesund sein – ganz ohne Medikamente!"* Und so ließ ich sämtliche Ansichten hinter mir.

Im Laufe der kommenden Monate und Jahre ergaben sich vielerlei Synchronitäten und wundervolle Begegnungen, die dazu führten, dass ich mich nach und nach aus meinen Depressionen befreien konnte. Es fühlte sich an, wie der Schmetterling, der aus seinem Kokon ausbricht. Ich konnte endlich wieder lachen und glücklich sein, sah wieder Farben anstatt nur tristes Grau. Und ich konnte noch andere Menschen damit inspirieren, indem ich ein Buch darüber geschrieben hatte.

Erst viel später begann ich, mich mit dem Unterbewusstsein und dem Thema Mindset zu beschäftigen. Heute achte ich umso mehr auf meine innere Ausrichtung und bin unendlich dankbar, dass sich mir immer wieder neue Wege zeigten, die mich genau dorthin führten, wo ich heute bin. *Und so möchte ich dich an dieser Stelle daran erinnern, dass es immens wichtig ist, was DU glaubst, völlig unabhängig von dem, was andere meinen. Dies betrifft all deine Lebensbereiche, nicht nur deine Gesundheit.*

Finde deine eigene Wahrheit!

Wenn du dich bereits mit dem Thema Mindset beziehungsweise Gedankenhygiene beschäftigt hast, kennst du vermutlich das Bild von dem Eisberg, von dem du nur die Spitze siehst, weil sich der Großteil unter dem Wasser befindet. Dies spiegelt sich auch in unserer Denkweise und unserem Handeln wider. Wir agieren und reagieren etwa zu 5 Prozent bewusst und zu circa 95 Prozent unbewusst. Aufgrund dessen lohnt es sich, einmal zu reflektieren, welche Glaubenssätze oder Verhaltensweisen du dir im Laufe der Jahre angeeignet hast, die dir und deiner Gesundheit nicht unbedingt dienlich sind. Du darfst dir immer wieder die Frage stellen: *„Was möchte ICH glauben?"*

Möchtest du glauben, dass gewisse Erkrankungen nicht heilbar sind oder möchtest du glauben, dass Heilung jederzeit möglich ist und auf vielerlei Weise geschehen kann? Denn das, was du glaubst, wird in deinem Leben in Erscheinung treten. Erst nachdem ich der Meinung war, dass Depressionen durchaus heilbar sind und ich auch ohne Medikamente auskomme, taten sich mir neue Möglichkeiten auf. Zuvor waren mir diese Türen verschlossen geblieben.

Wie sich Hochsensibilität auf deine Gesundheit auswirken kann

Erst im Alter von Mitte 30 stieß ich auf die Thematik „Hochsensibilität" und fand mich darin grundsätzlich wieder. Nachdem ich mich eingehend damit beschäftigt hatte, wurde mir klar, wie sehr dies mein Leben und auch meine Gesundheit beeinflusst hatte. Hochsensible beziehungsweise feinfühlige Menschen lassen sich beispielsweise durch die Stimmung und Meinung anderer stärker beeinflussen, neigen zu Gedankenspiralen und Selbstkritik sowie zu Reizüberlastung, was bei mir definitiv der Fall war. Falls du feinfühlig bist, ist es umso wichtiger, dich von anderen abzugrenzen, auf deine eigenen Bedürfnisse und deine Energie zu achten sowie deiner Intuition zu vertrauen – insbesondere was dein persönliches Wohlbefinden anbelangt.

Nachdem mir gewisse Zusammenhänge bewusst geworden waren und ich dies auch für mich selbst anerkannt hatte, verbesserte sich sowohl meine emotionale als auch körperliche Gesundheit auf fast magische Weise. Und so darfst auch du immer wieder reflektieren, welche Menschen dir Kraft rauben und dir vielleicht Dinge erzählen, die nicht unbedingt förderlich für deinen Selbstwert, dein Körpergefühl und deine Gesundheit sind. Erlaube dir, derartige Kontakte zu minimieren oder dich auch von vermeintlichen Freunden zu trennen, die dir nicht guttun. Denn du allein trägst die Verantwortung für dein Leben und dein Wohlbefinden.

DU entscheidest, was du fühlen und glauben möchtest.

Wie negative Gedanken deine Gesundheit beeinflussen

Während einer meiner Weiterbildungen lernte ich, dass das menschliche Gehirn süchtig nach negativen Emotionen werden kann. Andauerndes sorgenvolles Denken in Verbindung mit starken negativen Emotionen (wie Traurigkeit, Wut, Verbitterung) verändert nachweislich sogar die Gehirnstrukturen.

Unser Körper bildet permanent chemische Stoffe, die für unsere Emotionen zuständig sind. Jede Emotion produziert bestimmte Peptide (= Eiweißketten), die an die Zellrezeptoren andocken. Bei ständiger Wiederholung (beispielsweise von negativen Gedankenspiralen) erwartet der Körper dieses spezifische Peptid und der neurologische Vorgang wird immer wieder neu angeregt. Zudem teilen sich unsere Zellen stetig und dadurch vervielfältigen sich auch die Rezeptoren mit der entsprechenden Emotion – wie beispielsweise Angst oder Traurigkeit. Daher ist es anfangs nicht leicht, aus diesem Kreislauf auszubrechen und umso wichtiger, dranzubleiben, wenn du dein Mindset und die damit verbundenen Gefühle verändern möchtest.

Verhaltensforscher entdeckten, dass es möglich ist, das Gehirn innerhalb von 21 Tagen umzuprogrammieren, also vorherige Gedankenmuster abzulegen und durch neue zu überschreiben. (Aufgrund dessen sind dir vielleicht schon vielerlei Kurse, Meditationen etc. über den Weg gelaufen, die mindestens 21 oder gar 28 Tage andauern.) Sich wiederholende Gedanken (unabhängig davon, ob sie positiv oder negativ sind) werden nach einer gewissen Regelmäßigkeit vom Gehirn als Muster erkannt und automatisch vom Unterbewusstsein ausgeführt. Mir persönlich half während meiner depressiven Phasen auch das kontinuierliche Verwenden von positiven Affirmationen, von denen ich beispielsweise über Bücher von Louise L. Hay erfuhr.

Eine der wichtigsten, die ich im Zuge meiner Kinesiologie-Fort-bildung kennenlernte, war für mich: *„Ich liebe und akzeptiere mich voll und ganz, so wie ich bin."*

Diese in Verbindung mit einer Klopftechnik bewirkte in Situationen, in denen ich mich unwohl fühlte, wahre Wunder.

Alles ist möglich, wenn du nur fest genug daran glaubst.

Wahrscheinlich hast du schon vom sogenannten Placebo-Effekt gehört, der verdeutlicht, wie sehr sich unser Glaube auf unsere Gesundheit und den Heilungsprozess auswirkt. Am meisten haben mich während meiner Ausbildung zur Fitness Managerin diverse Studien beeindruckt, bei denen Probanden mit Kniebeschwerden behandelt wurden. Diejenigen, die glaubten, operiert worden zu sein, bei denen jedoch nur ein kleiner Schnitt am Knie vorgenommen worden war, erfuhren zum Großteil eine bessere und schnellere Heilung als diejenigen, die tatsächlich operiert wurden. Vielleicht hast du auch schon von vielerlei Spontanheilungen gehört, wenn sich diejenigen nicht mit der Diagnose beziehungsweise vorgefertigter Ansichten abfinden wollten, so wie es auch bei mir persönlich der Fall war.

Und so möchte ich dich ermutigen, dir immer wieder die Frage zu stellen, was du glauben möchtest und dich immer wieder positiv auszurichten. Denn das, worauf wir unseren Fokus lenken, ziehen wir in unser Leben. Richte deine Aufmerksamkeit auf das, was du dir wünschst und sei dankbar für deinen Kör-per, der ein riesiges Wunderwerk ist. Denn er funktioniert Tag für Tag ganz automatisch, ohne dass du bewusst etwas dafür tun musst. An dir liegt es, ihn auf deine ganz individuelle Art und Weise zu unterstützen – mit positiven Gedanken und Ge-fühlen sowie der Nahrung und Bewegung, die sich für dich stimmig und gut anfühlt.

Welcher eine Satz darf deine Gesundheit auf magische Weise verändern?

Ich wünsche dir für deinen (Heilungs-)Weg alles erdenklich Liebe und Gute, Diana.

Kapitel 11
von Karin Pilz

WARUM DU UNBEDINGT DEINEM INNER CALLING FOLGEN UND DEN MUT HABEN SOLLTEST, DEIN DING ZU MACHEN

Karin Pilz

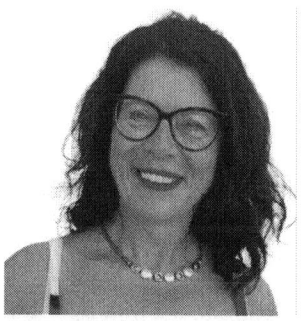

Karin Pilz hat sich ihren Traum erfüllt und lebt heute am Mittelmeer in ihrer Wahlheimat Zypern. Als Expertin für emotionale und finanzielle Freiheit zeigt sie herzoffenen Frauen, wie sie endlich ihrer Herzensstimme - ihrem Inner Calling - folgen und den Mut haben, ihr Ding zu machen, ohne die Angst, dabei auf ihre Lieben verzichten zu müssen. Mit viel Empathie hilft sie den Frauen, das eigene Inner Calling zu finden, damit den Selbstausdruck der Seele zu ermöglichen und ein tief erfülltes Leben zu leben. An ihren deutschsprachigen Online-Programmen und Live-Mentorings auf der Sonneninsel Zypern nehmen Frauen aus allen Ländern der Welt teil.

Hier geht zu Facebook:

https://www.facebook.com/karin.pilz.9

Hier bekommst du deinen Lebenscheck:

https://coaching.karin-pilz.de/Lebenscheck/

Hier gehts zum Gespräch mit Karin:

https://karinpilz.youcanbook.me

Was sich Menschen am meisten wünschen, ist Gesundheit und Glück. Es stellt sich am leichtesten ein, wenn du im Einklang mit deinen inneren Bedürfnissen lebst. Gesundheit und Glück lassen sich aktiv und bewusst selbst gestalten, wenn du bereit bist, die volle Verantwortung dafür zu übernehmen. Wie das geht und was das mit den Prägungen und Verhaltensmustern aus deiner Kindheit zu tun hat, das erfährst du in meinem Beitrag.

Warum du unbedingt deinem Inner Calling folgen und den Mut haben solltest, dein Ding zu machen

Spreche ich mit Menschen über das, was sie sich im Leben wünschen, so kann man die häufigste Antwort ganz einfach zusammenfassen in "gesund und glücklich sein". In einer Zeit des kollektiven Wohlstands ist das Streben nach Gesundheit und Glück scheinbar zur großen Herausforderung unserer Zeit geworden. Hält man sich vor Augen, dass gesund und glücklich zu sein unser natürlicher Ur-Zustand ist, so stellt sich doch die Frage, wie um Himmels Willen schafften wir es, uns davon zu entfernen? Und was können wir tun, um uns diesen Wunschzustand wieder zu erschaffen?

Dazu habe ich eine wunderbare Nachricht:

Den Schlüssel trägt jeder von uns in sich selbst. Das bedeutet, jeder hat selbst die Macht über sein Glück und seine Gesundheit. Es geht also darum, die Ressourcen und Fähigkeiten in uns zu aktivieren, die uns zu einem gesunden und glücklichen Leben führen.

Bevor wir weiter in die Tiefe gehen, ist eine Sache sehr wichtig zu verstehen und ich möchte dich einladen weiterzulesen, auch wenn deine erste Reaktion sein könnte, zu beschließen, dass dieser Beitrag nichts für dich ist. Gesund und glücklich zu sein ist in allererster Linie eine Wahl.

Das mag total verrückt klingen, doch wenn du weiterliest, wirst du verstehen, wie ich das meine. Wenn ich in diesem Beitrag von Krankheiten spreche, dann meine ich damit Krankheiten aller Art, die aus uns selbst heraus entstehen, die unser Körper selbst produziert, wie z. B. die meisten Zivilisationskrankheiten. Also nicht Dinge, die von außen auf uns zukommen können, wie Vergiftungen oder Unfälle.

Die beiden wesentlichen Faktoren, die über unseren gesundheitlichen Zustand entscheiden, sind unsere Gedanken und Gefühle. Vereinfacht ausgedrückt, unsere Gedanken lösen Gefühle in uns aus (und auch umgekehrt) und unsere Gefühle sind wesentlich dafür zuständig, welchen Botenstoffe durch unseren Körper fließen.

Botenstoffe sind z. B. Hormone, die unseren Körper steuern, wie Atmung, Herzschlag, Blutdruck, Verdauung usw. Unsere Aufgabe muss es also sein, durch die Qualität unserer Gedanken Gefühle zu erzeugen, die es unserem Körper ermöglichen, in Balance und gesund zu bleiben.

Merke dir gerne meine 3-G-Formel:

Gedanken + Gefühle = Gesundheit

Sicher hast du dich schon einmal über etwas aufgeregt und gespürt, wie dir das Blut durch die Adern rauscht und wie lange es dauert, bis sich die körperlichen Reaktionen im Anschluss wieder beruhigt haben. In akuten Situationen können wir den

Stress sehr bewusst wahrnehmen und normal kann das unser Körper sehr gut verkraften.

Dafür ist er von Natur aus ausgelegt, sonst wäre es der Menschheit nicht möglich gewesen, zu überleben. Wenn eine akute Gefahr für Leib und Leben besteht, z. B. weil der Säbelzahntiger hinter uns her ist, dann ist die kurzfristige Bereitstellung zusätzlicher Ressourcen ein wertvoller Beitrag, um unser Überleben zu sichern. Zum Problem kann es jedoch werden, wenn wir durch unsere Lebensumstände innere Konflikte erleben und nicht mehr in die emotionale Balance finden.

Dann werden stets erhöhte Botenstoffe ausgeschüttet, so als ob wir damit den Konflikt lösen könnten. Z. B. Hornhautbildung an den Ellenbogen, weil wir uns nicht durchsetzen können. Eine dickere Haut kann mehr aushalten, mehr Widerstand bieten. Vielleicht hast du auch schon mal jemanden sagen hören: „Da musst du dir eine dickere Haut zulegen". Die Ursachen für die überschießende Produktion von Botenstoffen sind so vielfältig wie das Leben. Eine der Ursachen, warum der Körper und letztlich der ganze Mensch außer Balance gerät, taucht in meiner täglichen Arbeit häufig auf.

Wenn Menschen ein Leben führen, welches nicht im Einklang mit ihren inneren Bedürfnissen steht:

- Sie halten sich und ihre Wünsche klein.

- Sie verzichten auf das, was sie wollen und nehmen sich zurück.

- Sie stufen die Interessen anderer als wichtiger als ihre eigenen ein.

- Sie verstecken sich sowie ihre Talente und Fähigkeiten.

- Sie denken, nicht gut genug zu sein, können oder schaffen das nicht aus Angst,

- gesehen zu werden und angreifbar zu sein,

- ausgestoßen zu werden und allein zu sein

- geliebte Menschen zu verlieren und mit ihnen die Zugehörigkeit und Sicherheit.

Im Ergebnis bedeutet das, dass sie nicht ihrem Inner Calling, ihrer Herzensstimme folgen und das machen, was sie eigentlich wollen.

Stattdessen verhalten sie sich so, wie sie denken, dass es sicher für sie ist. Das kann zu Selbstverleumdung führen, fehlendem Selbstvertrauen bis hin zu Selbstaufgabe und totaler Energielosigkeit, sowie unterschiedlichen Krankheitsbildern.

Je nachdem, wie lange und intensiv ein Konflikt empfunden wird, kann die körperlich sichtbare Reaktion sehr schnell gehen oder auch Jahrzehnte dauern.

Doch was hält sie davon ab, ihr Ding zu machen?

Rein theoretisch wäre es doch ganz einfach, sich die eigene Welt so zu machen, wie sie einem gefällt. Ganz nach dem Motto von Pippi Langstrumpf. Wären da nicht ... ja wären da nicht die Prägungen und Erfahrungen, die wir im Laufe unseres Lebens schon gemacht haben. Wir sind soziale Wesen, die für ein gesundes und glückliches Leben auf ein soziales Miteinander innerhalb einer Gemeinschaft angewiesen sind.

Diese Gemeinschaft ist als kleinste Einheit zunächst die Familie, in die wir hineingeboren werden und Kinder lernen sehr schnell, wie sie sich verhalten müssen, um ihr Überleben in dieser Umgebung bestmöglich zu sichern. Sie tun alles, was nötig ist, um ein Teil der Familie zu sein, auch wenn sie sich dafür selbst verleugnen oder verstellen müssen. Schließlich können wir als 5-Jährige nicht einfach unser Säckelchen packen und zu einer anderen Familie gehen, nur weil es uns in unserer nicht mehr gefällt.

Jedes Kind hat das Recht auf bedingungslose Liebe, doch tatsächlich ist für viele ein Teil des Überlebenstrainings, genannt

Kindheit, zu lernen, unter welchen Bedingungen sie Anerkennung, Zuneigung und etwas, was mit Liebe verwechselt wird, bekommen.

Beispiel:

a) „Wenn ich gute Noten schreibe, werde ich gelobt und meine Eltern sind wohlwollend zu mir. Ich befinde mich in Sicherheit."

b) „Wenn ich schlechte Noten mit nach Hause bringe, gibt es Ärger und ich werde mit Missachtung oder Schlimmerem gestraft. Ich befinde mich im Überlebenskampf." Um so schnell wie möglich wieder in eine gute Position zu kommen, kann es beim Kind zu Ersatzhandlungen kommen. Sie machen sich „lieb Kind". Tun auf einmal Dinge, die sie sonst nicht machen, um die Eltern zu beruhigen und sie wieder auf ihrer Seite zu wissen, um so schnell wie möglich aus dem Überlebenskampf zu kommen. Z. B. das Zimmer aufräumen oder dem Vater eine Flasche Bier bringen. Eine häufig angewandte Strategie ist es, sich unsichtbar zu machen. Ja nicht auffallen, so tun als ob man gar nicht da ist. Sich leise und vorsichtig bewegen und auf keinen Fall die Aufmerksamkeit auf sich ziehen. Die Ursachen dafür können sogar in vorgeburtlichen Erlebnissen liegen. Sind diese Muster als Erwachsene noch aktiv und jemand möchte sich z. B. wie ich als Ausbilderin und Coach selbständig machen, kann sich das Vermeiden von Sichtbarkeit sehr blockierend auf das Business auswirken. All die Überlebensstrategien für diese erste Familie brennen sich tief als bewährte Muster in uns Menschen ein. Automatisch übertragen wir das Gelernte auf all unsere Lebenssituationen und Beziehungen, ganz besonders auf den Partner.

Wie gut wir es schaffen, uns von unseren hinderlichen Mustern zu lösen und Neutralität herzustellen, bestimmt die Qualität unseres Lebens, unserer Beziehungen sowie die Fähigkeit, die eigenen Wünsche und Bedürfnisse zu leben.

Als ich eben das mit der Bierflasche niederschrieb, ploppt vor meinem inneren Auge eine sich mehrfach wiederholende Situation aus meiner Kindheit auf, die das mögliche Ausmaß „von unsichtbar machen" verdeutlicht. Mein Vater hatte einige Zeit ein Alkoholproblem und kam oft angetrunken nach Hause. Die ganze restliche Familie (meine Mutter, meine beiden Geschwister und ich) schauten fern und unausgesprochen lag es in der Luft: „Hoffentlich kommt er nicht nach Hause!" Die Anspannung war bei uns allen spürbar, sie brauchte keine Worte. Irgendwann war es dann soweit. Wir hörten den Schlüssel, der das Schlüsselloch nicht sicher traf und wir wussten anhand der Dauer, bis er es getroffen hatte, in welchem Zustand er gleich reinkommen wird. Alle waren wir mucksmäuschenstill, wir verständigten uns nur mit Blicken ... nur nichts Falsches sagen und am besten so tun, als ob wir gar nicht da sind. Wir saßen einfach nur ganz brav auf dem Sofa und hofften, dass der Kelch an uns vorübergeht.

Oft setzte er sich dann in seinen Sessel, schaltete das Programm um, zog die Schuhe aus und schlief ein. Ich habe in meinem ganzen Leben nie jemanden erlebt mit so ausgeprägten Schweißfüßen wie mein Vater sie hatte. Das ganze Wohnzimmer roch intensiv danach, er schnarchte und stank vor sich hin. Wir hielten das aus, denn es war besser als ihn zu wecken. Wir hatten Angst – alle, und es gab keine Alternative.

Egal wie gut oder schlecht unsere Kindheit war. Die Wahrheit ist, wir haben es als Erwachsene in der Hand, uns aus diesen Fesseln zu befreien. Bei manchen haben wir Glück und es passiert automatisch, wie das ein oder andere in der Pubertät. Doch bei allem, was uns darüber hinaus noch begleitet, uns belastet, begrenzt und zurückhalten lässt, haben wir die Wahl, damit zu leben oder es zu verändern. Das Ding ist jedoch, die meisten Menschen treffen keine Wahl. Lieber verharren sie in ihrem ungeliebten Zustand und versuchen damit ein gutes Leben hinzubekommen. Du erinnerst dich an den obigen Satz: „Gesund und glücklich zu sein, ist in allererster Linie eine Wahl"?

Keine Wahl zu treffen, ist auch eine Wahl, die am Ende bedeutet, dass wir die Verantwortung für unser Leben nicht übernehmen. Wenn wir jedoch keine Verantwortung übernehmen, geben wir die Macht über unser eigenes Leben ab. Wenn wir die Macht abgeben, fühlen wir uns machtlos und ausgeliefert an die Umstände des Lebens. Das kann wiederum unseren

Überlebenskampfmodus aktivieren und in uns Stress verursachen, denn dann sitzen wir in der Falle, aus der es so lange keinen Ausweg gibt, bis wir erkennen, wie machtvoll wir in Wahrheit sind und anfangen zu wählen.

Wenn wir anfangen zu wählen, gesund zu sein und anerkennen, dass der aktuelle Zustand von uns selbst geschaffen wurde, können wir uns ansehen, welche körperlichen und seelischen Dysbalancen wir haben. Jede Krankheit, die aus uns heraus entsteht, entsteht durch überschüssige Botenstoffe, die durch Emotionen auf die Reise geschickt wurden. Die Art der Erkrankung bietet uns eine Flut von Informationen, die uns bei genauer Betrachtung den Weg zur Heilung zeigen. Sie zeigen uns, wo wir nicht im Einklang mit unseren Bedürfnissen leben, welche emotionalen Muster unsere Gesundheit stören und welche akuten Konflikte wir erleben bzw. erlebt haben. Krankheiten sprechen eine Sprache und wir können sie übersetzen, wenn wir diese Sprache gelernt haben zu verstehen.

So wie jemand, der chinesisch spricht, die Worte in Englisch übersetzen kann, wenn er gleichzeitig der englischen Sprache mächtig ist.

Heilung beginnt bei unserer Art, über die Dinge zu denken. Gesundheit ist vor allem eine Frage des Mindsets.

Kein Mensch muss mit all dem angesammelten Mist aus der Vergangenheit die Zukunft gestalten. Wir haben jederzeit die Möglichkeit, etwas Neues zu wählen und können uns dann auf die Reise zu uns selbst, zu unserem wahren Kern machen. Die Entgleisung des Körpers, der Verlust der Gesundheit und das Entstehen von Krankheit, kann also der Ausdruck einer emotionalen Dysbalance sein zwischen dem Bedürfnis, zu überleben, und dem Bedürfnis, dem Ruf des eigenen Herzens zu folgen. Gerade jetzt in dieser Zeit verlangen mehr Seelen nach Entfaltung ihrer Wahrhaftigkeit.

Das hat zur Folge, dass bei vielen Menschen der innere Druck wächst. Ich möchte dir Mut machen. Wenn du spürst, dein Leben gibt dir noch nicht die tiefe innere Erfüllung und du hast noch einen Herzenswunsch, der das Licht der Welt erblicken möchte, dann traue dich, für dich und deinen Wunsch loszugehen ....

Egal ob dein Körper schon deutlich mit dir spricht oder noch alles rund läuft. Alles beginnt im Kopf, mit deinem Mindset. Auch der Mut für den ersten Schritt kann Wunder im Leben bewirken.

Mache aus: Ich traue mich nicht – Ich traue mich!

Ich kann das nicht – Ich kann das!

Ich weiß nicht wie – Ich werde es wissen!

Die Lösung zeigt sich, wenn du die Entscheidung getroffen hast.

Mach dich auf den Weg und glaube fest an dich!

Du bist es wert!

Alles aus Liebe

Karin

Kapitel 12
von Hannah Lipinski

GLAUBE NICHTS UND HINTERFRAGE ALLES!

Hannah Lipinski

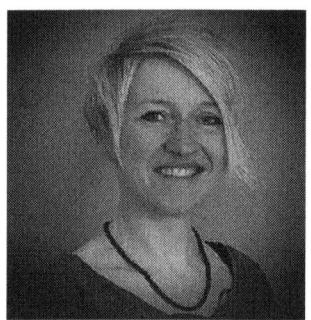

Hannah Lipinski lebt mit ihren beiden Kindern im Norden Schleswig-Holsteins. Als Ernährungsexpertin, Selbstliebe-Mentorin und Reiki-Meisterin unterstützt sie feinfühlige Menschen dabei, sich in ihrem Körper wohl und glücklich zu fühlen und wieder in ihre Balance zu finden. Sie hat selbst 26 Kilo abgenommen und geht seitdem den Weg der Selbstliebe. Durch verschiedenste Herausforderungen in ihrem Leben weiß sie, wie wichtig die eigene innere Balance für die Gesundheit ist. Sie arbeitet ganzheitlich, individuell, energetisch (mit ihrem eigenen Energie-Heilsymbol) und intuitiv und spürt, was es gerade braucht, um deine Begrenzungen zu sprengen.

Hier gehts zum Shop:

https://energy-to-wear.myspreadshop.de

Höre auf deine innere Stimme und folge ihr. Niemand weiß es besser als du, welches der richtige Weg für dich ist.

Glaube nichts und hinterfrage alles!

Mein Stichwort dazu, Vertrauen, Selbstermächtigung und Mut. Vertrauen in uns selbst und Vertrauen in das Leben. Wann haben wir eigentlich damit angefangen, jegliche Macht zum Thema Gesundheit über uns abzugeben? Sie in die Hände des Arztes, Heilpraktikers, Heilers, Coaches oder sogar Politikers zu legen? Bitte verstehe mich nicht falsch, diese Menschen können, dürfen, müssen, sollen deine Unterstützer und Berater sein, aber nicht für dich entscheiden, dich zu etwas drängen, dir Angst machen oder sogar für dich heilen. Ich weiß aus eigener Erfahrung, wie schwer es sein kann, aus dieser alten Gewohnheit auszubrechen. Ich kenne es nur zu gut, mich lieber in die Rolle des Opfers fallen zu lassen, anstatt die Schöpferrolle einzunehmen. Dabei gibt dir das Bewusstsein darüber, dass du Schöpfer bist, deine vollständige Macht und deine Freiheit zurück! Ist dir schon mal aufgefallen, dass deine gesundheitlichen Probleme eventuell nicht aufhören? Vielleicht sogar immer schlimmer werden oder immer etwas Neues dazu kommt? Du rennst nun vielleicht andauernd zu irgendwelchen Heilern und willst dich retten lassen? Alles gut, habe ich selbst größtenteils so gemacht.

Vertraust du beim Thema Gesundheit auf deine innere Stimme, deine Intuition, dein Bauchgefühl, dein Wissen? Oder nimmst du es als alleingültige Wahrheit an, was dein Arzt, dein Heilpraktiker, dein Heiler oder dein Coach dir sagen?

Ich weiß, es gibt Situationen und Bereiche, in denen können wir das gut. In anderen wiederum nicht. Ich zum Beispiel hatte innerhalb einer Vor-sorge Untersuchung (heute sage ich vorher Sorgen machen und hinterher Sorgen machen) eine Aussage von einem Arzt und ich sage bewusst Aussage und nicht Diagnose, weil das Wort Diagnose für mich etwas end-gültiges hat und eher fest und starr ist. Eine Aussage ist eben „nur" eine Aussage. Nicht mehr und nicht weniger. Diese Aussage hat mir schon Angst und Sorgen gemacht. Er riet mir, das näher unter die Lupe nehmen zu lassen und überwies mich an einen Spezialisten. Ich machte einen Termin. Bis dahin machte ich mir Sorgen. An dem Tag des Termins war ich sehr nervös. Die Ärztin führte diese Untersuchung durch und riet mir sicherheitshalber zu einer OP. Ein kleiner Eingriff, nichts Dramatisches und die Sache hätte sich erledigt. Meinte sie! Im Nachhinein betrachtet hatte sie noch etwas ganz Entscheidendes hinzugefügt. Sie sagte, dies ist zwar keine Einbahnstraße, es kann sich natürlich auch in die positive Richtung verändern, aber wenn nicht, ist es nicht so gut. Sie wollte mir sogleich einen Termin mitgeben. In einer Woche??? Ich fühlte mich total überrumpelt und noch gar nicht zu einer Entscheidung fähig. Irgendwie ließ ich mich von Angst und Unsicherheit treiben, anstatt zu sagen, STOPP! Ich brauche erstmal Zeit! Nachdem ich dann schon mal zum Narkosegespräch usw. war, fuhr ich nach Hause. Immer von einem Gefühl begleitet, das mir sagte, nee Hannah, das ist nicht dein Weg! Zu Hause beschloss ich, den OP-Termin abzusagen, mir eine zweite Meinung einzuholen, einen Termin bei meiner Heilpraktikerin zu machen und ich fing parallel an zu recherchieren. Ich stieß auf ein tolles Buch zu diesem Thema. Die Frau, die dieses Buch geschrieben hatte, berichtet in ihrem Buch über ihre Erfahrungen und wie sich dann alles zum Positiven veränderte. Ohne OP! Durch meine Recherchen bekam ich noch mal eine ganz andere Sichtweise auf das Thema Gesundheit. Ich kam an Informationen, die man so in der Öffentlichkeit gar nicht zu wissen bekommt. Eine andere Wahrheit. Ich ging nun zu diesem Termin für eine zweite Meinung. Die machten auch diese Untersuchung und rieten mir ebenfalls zu einer OP. Das beste hier war noch, dass ich mit einer „neuen" zweiten Geschichte nach Hause ging. Mein Gefühl dazu änderte sich jedoch nicht. Das ist nicht mein Weg. Auch hier gab ich aber erstmal nach und vereinbarte einen OP-Termin. Ebenfalls ging ich hier zu den Voruntersuchungen dafür. Ich schob dann allerdings permanent mit irgendwelchen Ausreden diesen OP-Termin vor mir her. Ich traute mich nicht, hinter meiner Entscheidung zu stehen und diese auszusprechen, auch weil ich wusste, darin keine Unterstützung zu bekommen. Ich ging zu meiner Heilpraktikerin, in der Hoffnung, sie würde mich unterstützen und respektieren. Zuerst tat sie das auch. Nachher drängte auch sie mich in Richtung OP.

„Hey!", dachte ich, „geht es hier eigentlich um mich? Was ich will?".

Letztendlich war ich bei noch zwei Ärzten, denen ich auch nichts von meinen vorherigen Terminen erzählte, um mich nicht erklären zu müssen und damit sie unvoreingenommen sein können. Die dritte hat interessanter Weise sehr widersprüchliche Aussagen getroffen und bei der vierten hatte ich dann tatsächlich eine Besserung und die OP war erstmal vom Tisch! Meine Heilpraktikerin lag mir trotz dieser Verbesserung und obwohl es sich auch nach ihren Messungen auf feinstofflicher Ebene deutlich gebessert hatte, damit in den Ohren, möglichst bald eine Kontrolle zu machen. Ich folgte dem also brav, obwohl mein Impuls war, belasse es erstmal dabei, lass Ruhe einkehren. Das hatte mich alles mittlerweile so gestresst und ich fühlte mich ständig unter Druck gesetzt. Ich machte diesen Kontrolltermin und ja, was soll ich sagen? Ich wusste es schon vorher, dass dieses Ergebnis wieder schlechter ausfallen würde. Ich wollte das jetzt eigentlich gar nicht und die Ärztin war auch ganz komisch drauf. Sie wetterte die ganze Zeit gegen ihre Patienten, ihren Beruf und überhaupt. Also die Energie war denkbar ungünstig für ein gutes Ergebnis. Und das bestätigte sich auch. Jetzt wollte sie mich auch wieder überweisen. Von der Frau, dessen Buch ich zu diesem Thema gelesen hatte, wusste ich von diesem Phänomen. Sie hatte bei einer Ärztin dann ein so gutes Ergebnis, dass diese das nicht glauben konnte. Sie hat dann die Untersuchung noch mal durchgeführt und prompt war es wieder deutlich schlechter und sie fühlte sich bestätigt. Daran sieht man, dass auch hier die Energie einen starken Einfluss nimmt oder aber auch diese Untersuchungen nicht eindeutig sind! Ich beschloss ab jetzt nirgends mehr hinzugehen. Ich fokussierte mich auf meine innere Stimme und auf das Wissen, welches ich mir durch meine Recherchen angeeignet hatte. Ich unterstützte mich vor allem selbst auf allen drei Ebenen. Körper, Geist und Seele. Mir wurde dadurch noch einmal mehr bewusst, wonach es im Gesundheitssystem geht. Wo stecken welche Interessen dahinter und wie viel wir eigentlich mit Angst unter Druck gesetzt werden. Du würdest nicht glauben, was ich hinterher noch für E-Mails, Anrufe und sogar Post nach Hause bekommen habe mit regelrechten Drohungen und das, obwohl ich dann nachher klar gesagt habe, dass ich einen anderen Weg gehen werde. Ja, die müssen sich natürlich rechtlich absichern, auch dazu bekam ich Hintergrund-Informationen.

Mein persönliches Fazit aus dieser Situation:

Kein Arzt, Heilpraktiker, Heiler oder Coach weiß es besser als du selbst, was richtig für dich ist. Du trägst die Verantwortung für deine Entscheidungen, niemand sonst. Das heißt, du trägst auch die Konsequenzen und nicht dein Arzt oder HP. Suche dir jemanden, der dir beratend und unterstützend zur Seite steht, in dem, was du möchtest und was sich für dich richtig anfühlt. Rede nur mit Menschen aus deinem Umfeld darüber, die dich in deiner Entscheidung unterstützen und für dich da sind. Die dich supporten. Bewahre Ruhe, egal was für eine Aussage du bekommen solltest. Du hast Zeit! Nimm dir die Zeit, recherchiere (bitte nicht bei Dr. Google) und horche in dich hinein. Höre auf deine innere Stimme, nicht auf die Angst! Folge deiner inneren Stimme. Schaue hin, was in deinem Leben aus der Balance geraten ist. Unser Körper zeigt uns sehr deutlich, wenn in uns etwas aus dem Lot ist.

Wie sind deine inneren Überzeugungen? Glaubenssätze? Glaubst und vertraust du dir? Hältst du alles für möglich (im Positiven)? Oder fühlst du dich in bestimmten Situationen eher hilflos ausgeliefert?

Ich wünsche dir das Vertrauen und den Mut, deinen ganz eigenen Weg zu gehen.

Alles Liebe

Hannah

Kapitel 13
von Camilla Petereit
ALLES IST MÖGLICH!

Camilla Petereit

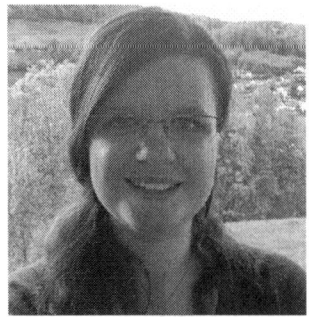

Camilla ist 36 Jahre alt. Ihr Leben führte sie durch viele Lernaufgaben, von Mobbing-Themen, über karmische Lernpartner, einem langjährigen Dualseelenprozess und einer langen schweren Krankheit schlussendlich zu ihr selbst, der Spiritualität und ihrer Berufung. Durch die Heilung in Körper, Geist und Seele ist sie wie Phönix aus der Asche neu auferstanden und lebt heute selbstbewusst und authentisch ihre Berufung als Healingcoach für Körper, Geist und Seele, Dualseelencoach sowie Medium der Neuen Zeit in der Öffentlichkeit, macht u. a. Youtube-Videos und gibt gerne immer wieder Interviews über ihren Heilungsweg. Sie sieht sich selbst als Botschafterin der Hoffnung, denn ihr Motto ist: ALLES ist möglich!

Hier gehts zu den Angeboten:

https://www.zurueck-in-dein-neues-leben.ch/meine-angebote/

Hier gehts zum Shop:

https://www.zurueck-in-dein-neues-leben.ch/shop/

Hier gehts zu Facebook:

https://www.facebook.com/camilla.petereit/

Noch vor ein paar Jahren war ich bettlägerig und ein Pflegefall. In diesem Kapitel erzähle ich dir meine Heilungsgeschichte, wie ich in Körper, Geist und Seele heilen konnte und gebe dir viele Impulse mit, sodass auch du wieder an Heilung glauben kannst und vor allem an dich selbst!

ALLES ist möglich!

In diesem Kapitel möchte ich dir gerne meine Heilungsgeschichte erzählen, wie ich es geschafft habe, in Körper, Geist und Seele zu heilen, und werde dir viele Impulse mitgeben, sodass auch du wieder an Heilung glauben kannst und vor allem an dich selbst!

Der Ursprungsort jeder Krankheit liegt meines Erachtens in der Seele. Es gibt einen schönen Spruch: «Geh du vor», sagte die Seele zum Körper. «Auf mich hört er nicht, vielleicht hört er auf dich.» «Ich werde krank werden, dann wird er Zeit für dich haben», sagte der Körper zur Seele. (Zitat von Ullrich Schaffer)

Und so war es auch bei mir und vielen anderen Menschen. Denn wenn man lange Zeit seine inneren Kind-Themen sowie Traumata verdrängt, in unguten Situationen wie z. B. einem unglücklichen Arbeitsplatz oder einer unglücklichen Beziehung weiterhin verharrt und nicht auf seine Emotionen achtet, dann wird einem der Körper irgendwann mit beginnenden Symptomen versuchen zu sagen, dass er sich nicht wohlfühlt. Oft versucht man dann, die Symptome einfach mit Tabletten zu unterdrücken (Symptombekämpfung), um weiterhin für die Gesellschaft funktionieren zu können. Dies habe auch ich lange Zeit versucht, bis ich zum dritten Mal in meinem Leben nicht mehr laufen konnte, bettlägerig und ein Pflegefall wurde ...

Ich erkannte, dass ich nun an meinen Themen aus der Vergangenheit arbeiten durfte und mein komplettes Mindset, meine Lebensweise, meine Ernährungsweise etc. ändern musste, um wieder gesund zu werden und mir mein Leben zurückzuholen. So durfte ich mich dann zum Beispiel fragen: Warum bin ich krank geworden? Was wollte meine Seele durch den Körper damit ausdrücken? Schreibe dir doch gerne einmal, wenn du magst, alle Symptome auf ein Blatt Papier und überlege dir, was dein Körper dir damit sagen möchte. Sind es die Knie? Der Kopf? Die Schilddrüse? Oder doch das gesamte Nervensystem? Horche ganz tief in dich hinein und schaue, was diese Einschränkungen mit dir machen und dir sagen wollen ...

Erst, als ich das Thema dahinter erkennen, annehmen, aufarbeiten und dann loslassen konnte, konnte ich ganzheitlich heilen. Deshalb ist der Weg der Heilung meines Erachtens auch nur über eine ganzheitliche Betrachtungsweise möglich. Dies war mir aber lange Zeit nicht bewusst. Ich war sehr schulmedizinisch eingestellt und arbeitete als Arztgehilfin. So war es für mich klar, dass ich natürlich meine Symptome mit Medikamenten bekämpfte, doch leider gelang mir das irgendwann nicht mehr, bis ich erkannte, dass ich damit ja gar nicht die Ursache heilte ...

Es gibt so viele Menschen, die wegen jedem Symptom sofort zum Arzt rennen und Medikamente nehmen, um die Symptome loszuwerden, ohne dahinter zu schauen. Heute kein regelmäßiges Medikament zu schlucken, ist ja schon fast die Seltenheit. Warum gibt man die Verantwortung für seine Gesundheit eigentlich an der Türe der Arztpraxis ab?

Ich denke, es wäre dringend nötig, dass die Menschheit ihren Körper wieder zu ihrer eigenen Verantwortung macht, sich gut um ihn kümmert und sich gesund ernährt, denn er wird ja schließlich nicht umsonst als «Tempel der Seele» bezeichnet. Für mich ist Gesundheit heutzutage ein Wohlbefinden in Körper, Geist und Seele.

Dieses Wohlbefinden habe ich durch einen tiefen Heilungsprozess in mir wiedererlangt und begleite heute Menschen als Healingcoach für Körper, Geist und Seele in ein gesundes, befreites und glückliches NEUES Leben.

Nun möchte ich dir ein paar Impulse aus meinem eigenen Heilungsprozess mitgeben:

Ich teile es hier in drei Teile auf, da alle drei Teile miteinander in Einklang sein dürfen, um sich in seinem Körper wohlzufühlen.

Körperlich:

Ich hatte seit der Kindheit vegetative Symptome. Später im frühen Erwachsenenalter kamen systemische Schweißausbrüche, Hitzewallungen und Kälteschübe dazu. Auch hatte ich Endometriose, eine Frauenkrankheit, die höllische Schmerzen bei der Menstruation verursacht durch Verwachsungen und Zysten im Bauchraum. Dann im 2010 fingen meine Ischiasschmerzen beidseits an. Seither konnte ich zwei Mal in meinem Leben über längere Zeit nicht mehr laufen. Ich konnte nicht mehr als Arztgehilfin arbeiten und machte eine Umschulung zur Kaufmännischen Angestellten, bei der ich das erste Jahr jeden Morgen mit meinem zusammenklappbaren Liegestuhl mit dem Taxi in die Schule fuhr, um mich dort den Tag über hinzulegen und so dem Unterricht zu folgen, da ich nicht sitzen konnte.

Im Sommer 2016 hatte ich dann meinen dritten Rückfall. Ich konnte wieder nicht laufen und hatte zusätzlich jegliche Symptome, die man sich nur vorstellen kann. Meine Muskeln krampften so sehr, dass ich mich kaum bewegen konnte und jeden Tag Atemnot hatte. Ich konnte durch demenzähnliche Symptome kein normales Gespräch mehr führen, da mir die einfachsten Wörter nicht einfielen und ich hatte höllische Schmerzen am ganzen Körper. So konnte ich mich weder mehr auf meinen Körper, noch auf mein Gehirn verlassen und wurde bettlägerig und ein Pflegefall.

Dies war der schlimmste Rückfall in meiner Krankheitsgeschichte, aber auch der heilsamste. Denn erst jetzt erkannte ich, dass es um weit mehr als Symptombekämpfung geht und was wirklich in meinem Körper los war. Ich ging zur Bioresonanz (sehr empfehlenswert) und erfuhr, dass ich wohl schon als Kind durch einen Zeckenstich mit Borreliose und diversen Co-Infektionen wie dem Eppstein-Barr-Virus infiziert worden sein musste und stieß auf die Ernährung nach Anthony William, die genau gezielt gegen Viren, Bakterien sowie auch Schwermetalle im Körper vorgeht.

Wenn das Immunsystem geschwächt, die emotionale Verfassung schlecht, das Stresslevel hoch und das Glaubenssystem nicht auf Heilung ausgelegt ist, dann haben Viren und Bakterien es leicht, sich in unserem Körper auszubreiten und uns Stück für Stück schleichend kränker zu machen.

Deshalb möchte ich nun genauer auf die Viren eingehen: Seit rund 100 Jahren leben wir laut Anthony William mit dem Eppstein-Barr-Virus in Koexistenz. Doch früher war dieser Virus noch relativ harmlos und machte uns nicht krank. Im Laufe der Zeit über Generationen hinweg mutierte er aber und wurde immer aggressiver. Dies vor allem durch die Nahrung aus Schwermetallen und Sprühstoffen, wie DDT, aber auch unserem Fastfood, das ihn immer stärker machte. Es gibt ungefähr 60 Unterarten, die wiederum in Kategorien aufgeteilt sind. Dies zu erklären, würde den Rahmen hier aber sprengen.

Nun wollen wir uns einmal die Phasen der Infektion genauer anschauen: Die Infektion mit dem Eppstein-Barr-Virus läuft in mehreren Phasen ab. Direkt nach der Infektion in der Phase 1 zirkuliert er im Blutkreislauf, vermehrt sich und wartet darauf, sich in Phase 2 als Pfeiffrisches Drüsenfieber (Mononukleose oder auch kissing desease genannt) zu zeigen.

Tausende von Kindern oder Studenten sind dann über Monate ohne ersichtlichen Grund sehr schlapp, erschöpft, ausgelaugt und haben Kopfweh. Mit Glück wird die Diagnose vom Arzt gestellt und der Patient wird krankgeschrieben, sodass er sich wieder erholen kann.

Meistens kommen als Co-Infektion auch grad noch die Streptokokken dazu und verursachen Halsweh, Nasennebenhöhlenentzündung und schlussendlich Blasenentzündungen. Das Immunsystem kommt nicht mehr nach und wird geschwächt.

Währenddessen bereitet sich der Virus auf Phase 3 vor, indem er die Leber und die Milz befällt. Dort findet er viele Leckereien wie z. B. Schwermetalle. In diesem Stadium wird bei Vorhandensein von Antikörpern meistens eine durchgemachte Eppstein-Barr-Virus-Infektion vermutet und nichts mehr unternommen, da niemand auf die Idee kommt, der Virus könnte noch da sein. So kann das Virus im Hintergrund sich weiter seinen Ort suchen, wo es sich niederlassen kann. Das Immunsystem arbeitet nicht mehr auf Hochtouren, da es denkt, es hätte den Eindringling im Blut besiegt, der Patient vermutet keine aktuelle Infektion mehr und das Virus bleibt entweder für Jahre in diesem schlummernden Zustand in den Organen, bis durch einen emotionalen Vorfall oder eine auslaugende Arbeitssituation das Immunsystem geschwächt ist und der Virus seine Chance nutzt, wieder aktiv zu werden.

Nun wandert er weiter in die Schilddrüse, wo er laut Anthony William die meisten unserer heutigen Schilddrüsenerkrankungen auslöst, indem er sich in das Gewebe hineinbohrt und mit der Zeit Vernarbungen in dem Gebiet verursacht. Wenn dadurch das Hormonsystem komplett durcheinandergekommen ist, setzt er seine Reise in Phase 4 fort zu seinem Ziel, dem Zentralnervensystem. Hier verursacht er dann schlussendlich mysteriöse Symptome wie unerklärliche Muskel- und Gelenkschmerzen, Kribbeln oder Taubheitsgefühle, massive Erschöpfung, Schwindel, Schlafprobleme, Fibromyalgie-Symptome, etc. und niemand kommt mehr darauf, dass die Ursache dieser Symptome eigentlich in einer durchgemachten Mononukleose liegt.

So ist fast die gesamte Menschheit laut Anthony William von einem schlummernden Eppstein-Bar-Virus betroffen und weiß es aber leider nicht ... Die Menschen bekommen Medikamente gegen ihre Symptome, aber bekämpfen die Ursache dadurch nicht, und der Virus kann immer weiter sein Unwesen treiben. Jahrelang können die Symptome gleich bleiben, doch wenn dann das Immunsystem z. B. durch einen Schicksalsschlag, psychische Belastungen oder eine Grippe geschwächt ist, so kann er wieder zuschlagen und erneute Symptome zeigen sich und können bis hin zur Bettlägerigkeit führen. Spätestens dann wird man meistens in die Psychoecke gesteckt, bekommt Psychopharmaka und Schmerzmittel verschrieben und wird seine Symptome meistens nie wieder ganz los. Dabei könnte man mit dieser Ernährungsform, die speziell gegen Viren, Bakterien und Schwermetalle hilft, so viel erreichen ... So viele Menschen auf der ganzen Welt haben sich damit schon von ihren Symptomen geheilt. Doch viele wissen das leider (noch) nicht.

Ich musste erst so krank werden, um mein Bewusstsein diesbezüglich zu verändern und stellte nach und nach meine Ernährung um, wurde immer gesünder und bekam Stück für Stück mein Leben zurück. Ich kündigte meine Arbeit als Arztgehilfin und machte mich als Ernährungscoach für die Ernährung nach Anthony William selbstständig, weil ich diese Ernährungsweise weitergeben und den Menschen damit helfen wollte, gesund in ein NEUES Leben zu starten.

Geistig:

Das Wort Mindset ist mittlerweile in aller Munde und klingt so abgedroschen. Jedoch war es für mich einer der Gamechanger in meinem Leben und vielleicht auch für dich. Denn ich erkannte, dass wir uns ständig unser Leben mit unseren Gedanken kreieren und, dass ich durch meine Erfahrungen aus der Vergangenheit in einer negativen Gedankenspirale gefangen war. So fühlte ich mich als Opfer meiner Symptome, der Umstände sowie der

Menschen in meinem Leben und mein Mindset war gar nicht auf Heilung oder Gesundheit ausgerichtet. Eines Tages schaute ich eine Fernsehsendung «Reset - Zurück ins Leben», wo es um einen Rollstuhlfahrer ging, der querschnittsgelähmt war und Menschen dabei half, alleine mit der Rumpfmuskulatur und dem Mindset aus dem Rollstuhl aufzustehen und wieder zu laufen. Das begeisterte mich und ich dachte mir, wenn diese Menschen es sogar als Querschnittsgelähmte schaffen, wieder zu laufen, dann werde ich das wohl mit Borreliose und Eppstein-Barr-Virus auch können. Ich fing an, mir jeden Tag vorzustellen, wie ich zur nächsten Bushaltestelle laufe, obwohl ich mit höllischen Schmerzen zu diesem Zeitpunkt im Bett lag. Immer und immer und immer wieder stellte ich mir vor, dass ich laufe, bis ich eines Tages tatsächlich lief, sogar dann weiter als bis zur nächsten Bushaltestelle :-). Auch joggte oder fuhr ich Inline Skates zuerst im Geiste, bevor ich es dann auch wirklich in die Tat umsetzen konnte.

So wurde ich zusätzlich zur Ernährung auch noch Mindset-Coach und kann dir nur raten: Beobachte deine Gedanken und glaube an deine Heilung, glaube an dich selbst und tue alles schon im Geiste, bevor du es dann irgendwann wirklich tust.

Seelisch:

Ich war ein Mauerblümchen und ein Mobbingopfer schon seit der Kindheit und so war mein Schulalltag von Angst geprägt. Ich hatte kein einfaches Leben und verdrängte lange Zeit Vieles. Ich tat die Verletzungen aus der Vergangenheit bildlich gesehen in Schubladen und verbuddelte sie ganz tief in der Erde ... Vor allem meine

Dualseele triggerte mir meine tiefsten Schatten und legte meine verborgenen Schubladen damit schmerzlich frei.

Als ich dann auch noch meine körperlichen Symptome nicht mehr mit der Schulmedizin in den Griff bekam, mein gesamter Körper einfach streikte und ich wusste, ich musste nun mein Leben in meine eigene Hand nehmen, fing ich an, die freigelegten Schubladen und die darin verborgenen Verletzungen meines inneren Kindes, Traumata, Ängste und falschen Glaubenssätze anzuschauen und in Heilung zu bringen.

Ich erkannte u. a., dass ich mich in einem jahrzehntelangen Dualseelenprozess befand und fing an, mich mit der Inneren-Kind-Arbeit, den Themen Mangel an Selbstliebe und Selbstwert, Ängsten und falschen Glaubenssätzen zu beschäftigen. Heute bin ich meiner Dualseele sehr dankbar dafür, denn es stieß einen tiefen Heilungsprozess sowie Bewusstseinswandel in mir an. Ich verstand, dass wir Menschen einen imaginären Rucksack mit Steinen (Verletzungen und negativen Erfahrungen meist schon aus der Kindheit) die ganze Zeit mit uns herumschleppen und anhand dieser Erfahrungen auf bestimmte Trigger in unserem Leben reagieren. Auch wurde mir bewusst, dass sich diese negativen Erfahrungen in Form von eingeschlossenen Emotionen im Körper und auch im Energiesystem abspeichern. Ich holte diese Emotionen in mir durch bestimmte Techniken hoch und entließ sie aus meinem Körper sowie meinem Energiesystem. So ließ ich nach und nach die Themen aus meiner Vergangenheit los, vergab den Menschen, die mich verletzt hatten sowie auch mir selbst mit dem hawaiianischen Vergebungsritual Ho'oponopono, kam immer mehr bei mir selbst an, fing an, mich und meinen Körper zu lieben und konnte irgendwann meine Vergangenheit in Liebe und Dankbarkeit loslassen. In meinen Healingsessions begleite ich die Menschen genau in diesem tiefen Heilungs- sowie Transformationsprozess.

Durch die Heilung in Körper, Geist und Seele bin ich wie Phönix aus der Asche neu auferstanden und lebe heute selbstbewusst und authentisch meine Berufung als Healingcoach für Körper, Geist und Seele, Dualseelencoach sowie Medium der Neuen Zeit in der Öffentlichkeit, mache u. a. Youtube-Videos und gebe gerne immer wieder Interviews über meinen Heilungsweg.

Ich hoffe sehr, dass ich dich mit meiner Heilungsgeschichte inspirieren konnte und du wieder Hoffnung auf Heilung hast, denn wisse: einfach ALLES ist möglich! Bitte glaube daran und vor allem an dich selbst! Ich habe es geschafft und du kannst es auch schaffen! Dafür sehe ich mich als Botschafterin.

Alles Liebe

Deine Camilla

Kapitel 14

von Martina Marschal

IST SELBSTHEILUNG ERLERNBAR?

Martina Marschal, MSc

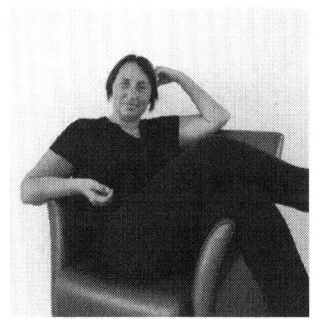

M artina Marschal, MSc ist selbstständige Physiotherapeutin und lebt in Villach. Sie hat aufgrund jahrelanger Knieschmerzen in ihrer Jugend diesen Beruf ergriffen und liebt es, Menschen auf ihrem Heilungsweg und wieder zurück in die Aktivität zu begleiten. Bei ihrer Arbeit betrachtet sie den Menschen stets als Ganzes und kombiniert ihr schulmedizinisches Wissen mit dem Mentaltraining und der Energiearbeit. Der Fokus ihres Zugangs liegt in der Aktivierung der Selbstheilungskräfte und in der Kommunikation mit dem eigenen Körper. Sie ist davon überzeugt, dass jeder Mensch ganz viel selbst zur eigenen Genesung und zur vollkommenen Gesundheit beitragen kann.

Hier gehts zur Homepage:

https://martina-marschal.at

Hier gehts zur Facebookgruppe:

https://www.facebook.com/groups/dimensionenderselbstheilung

Martina Marschal stellt die Frage, ob Selbstheilung erlernbar ist und gibt in ihrem Kapitel Umsetzungsimpulse, wie du dein Mindset bei körperlichen Beschwerden ausrichten kannst und somit eine Basis für Selbstheilung schaffst.

Ist Selbstheilung erlernbar?

Das ist eine häufig gestellte und sehr gute Frage und ja, ich bin der Meinung, dass Selbstheilung zumindest ein Stück weit erlernbar ist. Warum? Das erfährst du in diesem Kapitel!

Selbstheilung ist so ein Ding. Man kann es nicht versprechen und doch klappt es so oft. Es gibt viele Gründe, warum Selbstheilung funktioniert und gleichzeitig auch viele, warum es nicht immer funktioniert. Als Physiotherapeutin ist es mir bei meiner Arbeit wichtig, den Menschen als Ganzes zu sehen, als Konstrukt von Körper, Geist und Seele. Und ich gehe hier noch einen Schritt weiter, denn ich sehe den Menschen auch mit seiner Aura, nehme sein ganzes Energiefeld wahr. Diese ganzheitliche Betrachtung des Menschen bezeichne ich als einen

Schlüssel zur Selbstheilung. Sehen wir uns nun diese Bereiche genauer an.

Die körperliche Ebene

Auf der körperlichen Ebene erfahren wir den Schmerz und dadurch bemerken wir, dass gerade irgendetwas nicht stimmt. Schmerzen können uns an den Rand der Verzweiflung bringen und wir wollen sie üblicherweise schnellstmöglich wieder loswerden. Wie sieht es nun mit dem Selbstheilungspotenzial auf körperlicher Ebene aus? Ich wette, jede und jeder von uns hat schon Selbstheilung auf körperlicher Ebene erfahren, aber den meisten Menschen ist das gar nicht bewusst. Wenn man sich zum Beispiel in den Finger schneidet, dann wächst die Wunde normalerweise von ganz alleine wieder zu. Die Wundheilungsprozesse starten direkt nach der Verletzung und der Körper heilt sich auf diese Art und Weise selbst. Niemand hinterfragt das, denn man ist es gewohnt, dass hier die Selbstheilung funktioniert. Je komplexer aber die Verletzungen sind, je öfter die Beschwerden anklopfen, desto mehr beginnt man zu zweifeln, zu hinterfragen und zu grübeln, ob das der Körper noch alleine schafft oder ob man sich besser in professionelle Hände begeben sollte. Das heißt, unser Verstand, unsere geistige Ebene, beginnt sich einzuschalten.

Die geistige Ebene

Wirft man einen Blick auf die geistige Ebene, so dreht sich hier alles um deinen Verstand, deine Gedanken, dein Bewusstsein und dein Unterbewusstsein. Auf der geistigen Ebene beginnst du zu manifestieren und dir deine Wahrheit in die Wirklichkeit zu holen. Im Zusammenhang mit körperlichen Beschwerden und Selbstheilung beobachte ich an dieser Stelle, dass viele Menschen es schlichtweg nicht für möglich halten, dass sie einfach nicht daran glauben, aus eigener Kraft wieder vollkommen gesund werden zu können. Ihre Erfahrungen, ihr Verstand, ihre Logik verbietet es ihnen quasi. Auf geistiger Ebene begegnest du deinen Glaubenssätzen, Bewertungen, Prägungen und Ängsten, die du im Laufe deines Lebens gesammelt hast und die sich in deinem Unterbewusstsein abgespeichert haben. All diese Informationen mischen nun mit und so beginnt dein Verstand mitzureden und dir Geschichten zu erzählen. So glaubst du dann beispielsweise, dass du nicht gesund alt werden kannst, dass man nichts mehr machen kann, dass etwas zurückbleibt, dass es eben dauert oder dass du nicht mehr vollkommen gesund wirst.

Die seelische Ebene

Auf der seelischen Ebene nehmen wir all unsere Gefühle und Emotionen wahr, auch jene, die man mit Krankheit und Schmerz verbindet. Da sind anfangs oft Gefühle wie Ärger, Wut und Zorn im Spiel, die irgendwann in Ratlosigkeit, Verzweiflung und Angst übergehen. Dabei geht es aber nicht nur um die Angst, nie wieder vollkommen gesund zu werden, sondern auch um den Einfluss auf andere Lebensbereiche wie die Angst aufgrund der körperlichen Beschwerden, die Arbeit oder den Partner zu verlieren. Angst ist im Allgemeinen eine sehr negative Energie und allein das Gefühl der Angst immer wieder präsent zu haben, kann schon krank machen. Zum anderen ist der Körper auch der Ausdruck deiner Seele und sehr oft schreit deine Seele und nicht dein Körper! Wie sollte deine Seele denn sonst mit dir kommunizieren, wenn nicht über deinen Körper? Dieser „Seelenschmerz" wird besonders in bestimmten Situationen spürbar. Situationen, die dich stressen oder in denen du dich nicht wohlfühlst. Die Klassiker sind hier zum Beispiel der Besuch von Verwandten, der bevorstehende Urlaub oder Veranstaltungen in der Arbeit.

Die Aura und das Energiefeld

Abgesehen von körperlicher, geistiger und seelischer Ebene spielen auch das Energiefeld sowie der gesamtenergetische Zustand eine große Rolle und sollten beim Thema Krankheit und Schmerz miteinbezogen werden. Die Aura ist das Energiefeld, welches den Menschen umgibt. In der Aura sind unter anderem Gedankenmuster, Gefühle und Überzeugungen sichtbar, die mit den Beschwerden im Zusammenhang stehen und weitere Hinweise auf die Entstehung von Krankheiten und Schmerz geben können. Dies ist natürlich bei jedem Menschen unterschiedlich und deshalb kann es bei körperlichen Schmerzen kein allgemeingültiges Rezeptbuch geben, auch wenn es noch so schön wäre. Aus diesem Grund helfen auch manche Methoden bei einem Menschen gut, bei einem anderen aber gar nicht. Denn auch wenn eine Diagnose medizinisch gesehen dieselbe ist, so ist sie im Energiefeld, in der Aura, betrachtet bei jedem Menschen unterschiedlich. Die Entstehung von Krankheit und Schmerz ist demnach so individuell wie dein Fingerabdruck und deshalb sollte man vor allem bei chronischen Beschwerden und bei immer wiederkehrenden Beschwerden diese Komponente miteinbeziehen.

Wie kann man nun Selbstheilung erlernen?

Selbstheilung kann man in gewisser Weise erlernen, indem man das eigene Bewusstsein für die Situation erhöht. Wir Menschen haben einen freien Willen und den dürfen wir auch einsetzen. Das heißt, wir dürfen selbst entscheiden! Und diese klaren, bewussten Entscheidungen können wir jede Sekunde neu treffen.

Viele Menschen sind in einem Schmerzkreislauf gefangen. Sie spüren den Schmerz im Körper und im Handumdrehen werden die gewohnten Gedanken dazu ausgelöst, welche wiederum die gewohnten Gefühle von Wut und Zorn oder Verzweiflung und Angst auslösen. So entsteht oft eine sogenannte Schmerzspirale, aus der man sich nicht immer selbst befreien kann.

Werfen wir nochmals einen Blick auf die einzelnen Ebenen.

Die körperliche Ebene ist die Ebene, wo man den Schmerz wahrnimmt. Was kannst du nun tun, wenn es schmerzt? Zu allererst kannst du Dinge tun, die sich bereits bewährt haben.

Das können beispielsweise körperliche Übungen sein, Entlastungsstellungen oder das Anwenden von Hausmitteln. Gleichzeitig solltest du dich aber auch mit der nächsten Ebene befassen, mit der geistigen Ebene. Jeder Gedanke, jedes Wort, jede Emotion ist Energie, die sich letztendlich auch auf deine Zellen im Körper auswirkt. Mit negativen Gedanken und Worten erzeugst du eine niedrige Schwingung in deinem Energiefeld, wodurch die Energie dichter wird. Wenn sich diese negativen Gedanken und Worte nun immer und immer wiederholen, dann wird die Energie dichter und dichter und beginnt sich als Schmerz zu manifestieren, der sodann im Körper spürbar wird. Mit positiven Gedanken und Worten hingegen erhöht sich die Schwingung im Energiefeld. Dadurch wird deine Aura heller, lichter, leuchtender und strahlender. Werden nun die Zellen mit dieser hellen, lichten Energie versorgt, kann dies deine Selbstheilungskräfte aktivieren. Unsere Zellen sind lebendige Strukturen und sie glauben alles, was du denkst und sagst – das Positive wie auch das Negative. Dessen darfst du dir bewusst sein!

Umsetzungsimpuls für dich:

Mit Gedanken und Worten kannst du also dein eigenes Energiefeld stärken, aber auch schwächen. Wenn man bedenkt, dass jeden Tag unzählige unserer Zellen sterben und unzählige neue Zellen geboren werden, dann kann man allein anhand dieser Tatsache dieses große Potenzial erkennen, welches in der bewussten Wahl unserer Gedanken und Worte steckt. Auf diese Art und Weise kann man mit den Zellen jeden Tag aufs

Neue bewusst kommunizieren und den Körper positiv unterstützen. Bis sich die positive Kommunikation mit deinen Zellen automatisiert hat, kannst du dir mit einem kleinen Trick helfen. Schreibe dir positiv formulierte Sätze im Zusammenhang mit deinem Körper auf kleine Notizzettel und bringe sie sichtbar bei dir zu Hause an, wo du sie mehrmals am Tag siehst. Lies und wiederhole diese Sätze so oft wie möglich zur bewussten Kommunikation mit deinem Körper – in deinen Gedanken und in deinen Worten.

Genau so wie unsere Gedanken und Worte unseren Körper beeinflussen, verhält es sich auch mit unseren Gefühlen und Emotionen. Tauchen wir nun in die seelische Ebene ein, in die Welt unserer Gefühle und Emotionen. Auch hier geht es darum, sich die Schmerzsituation bewusst anzusehen, indem du dir zum Beispiel folgende Fragen stellst: „Was geht in mir vor, wenn ich Schmerzen verspüre? Welche Gefühle und Emotionen werden dadurch ausgelöst?" Wenn du dir deiner Situation bewusst bist, öffnest du gleichzeitig den Raum für Veränderung, denn du kannst immer nur das verändern, was du auch bewusst wahrnimmst. Deshalb frage ich auch meine Klienten immer, wie es ihnen heute geht. Diese Frage wird meist aus Höflichkeit mit einem lapidaren „gut" beantwortet, aber ich meine diese Frage wirklich ernst. Ich meine damit auch nicht, ob man gerade Schmerzen hat oder nicht, sondern wirklich, wie sie sich jetzt gerade fühlen. Ich erlebe nämlich sehr oft, dass sich Menschen von Diagnosen und Prognosen stark beeinflussen lassen, dass sie manchmal auch erst so richtig Beschwerden entwickeln, wenn eine Diagnose gestellt wurde und dass sie jahrelang noch von vergangenen Diagnosen berichten. Die Worte von Diagnosen haben eine immens starke Kraft und ich möchte dich dazu ermutigen, bewusst hineinzuspüren und somit deiner Diagnose ein wenig die Energie zu entziehen. Eine Diagnose mag zwar auf dem Papier ein Fakt sein, aber vielleicht hat man sich auch geirrt? Niemand ist ohne Fehler – kein Mensch und keine Maschine. Vielleicht ist die Diagnose auch gar nicht so arg wie du es vermutest, denn jeder Mensch ist individuell und es gibt zumeist schwerere und mildere Verläufe einer Erkrankung. Es kann daher sein, dass deine Beschwerden erst im Entstehen sind, den Höhepunkt noch nicht erreicht haben oder auch schon wieder am Abklingen sind. Vielleicht hat sogar die Wissenschaft selbst in ein paar Monaten oder Jahren eine andere Ansicht und all das, was du heute glaubst, war gar nicht wahr? Es war nur die derzeitige Lehrmeinung?! Gerade in der Medizin wird sehr viel geforscht und somit hat man auch oft wechselnde Lehrmeinungen, Herangehensweisen, Erfahrungswerte und Empfehlungen binnen kurzer Zeit. Was heute der Goldstandard ist, also medizinisch gesehen quasi die bewährteste oder beste Lösung, kann in ein paar Wochen oder Monaten schon überholt sein.

Umsetzungsimpuls für dich:

Mache es dir nun gemütlich, nimm ein paar tiefe Atemzüge und spüre in dich hinein. Wie fühlst du dich jetzt gerade? Nimm das mal wahr. Im nächsten Schritt kannst du dieses Gefühl nun bewerten. Ist es für dich positiv oder negativ? Aber bedenke dabei, dass dies nun deine eigene Bewertung deines Gefühls ist. Das heißt, du selbst entscheidest jetzt, wie du dich fühlst und wie es dir gerade geht. Alleine diese eine einzige Entscheidung kannst du jede einzelne Sekunde neu für dich treffen. Du entscheidest wie du dich fühlst! Immer!

Wenn du diese Übung für dich gemacht hast, dann erkennst du vermutlich auch die Kraft hinter dieser Entscheidung und das Potenzial, das in dieser einen einzigen Entscheidung liegt. Denn wie wird dein Tag verlaufen, wenn du entscheidest, dass es dir heute nicht gut geht? Und wie wird dein Tag verlaufen, wenn du entscheidest, dass es dir heute gut geht?

Es ist wichtig zu erkennen, dass du selbst die Entscheidung treffen kannst, wie du dich fühlst und versuche deine Gefühle heute einmal bewusst zu bewerten. Oft macht man seine Gefühle auch von anderen Menschen abhängig und fühlt sich schuldig, verletzt oder traurig. Beobachte einmal dein Umfeld und frage dich dabei: „Darf es mir überhaupt gut gehen, wenn ich körperliche Beschwerden habe? Wie denkt mein Umfeld darüber? Was erwarten sie sich von mir und meinem Verhalten? Darf ich trotzdem lachen und Spaß haben, auch wenn es mir körperlich nicht gut geht? Was bedeutet es für meinen Alltag, wenn es mir gut geht?"

Umsetzungsimpuls für dich:

Ich habe dir eine Menge Fragen an die Hand gegeben, aber beantworte dir nun zum Abschluss ganz konkret diese eine Frage: „Was ändert sich für dich und dein Umfeld, wenn es dir trotz körperlicher Beschwerden plötzlich gut geht? Was, wenn du heute einfach mal nicht deine Diagnose oder Prognose entscheiden lässt und du selbst entscheidest? Und dann beobachte dich und dein Umfeld und nimm wahr, was sich dadurch verändert.

Zum Abschluss möchte ich nochmals betonen, dass Selbstheilung nicht immer möglich ist, denn manchmal gehört es auch zum Leben dazu, schmerzhafte Erfahrungen zu machen – physisch wie auch psychisch. Was du aber jederzeit bewusst wählen kannst, ist, wie du damit umgehst! Denn auch, wenn du vielleicht nie mehr vollkommene Gesundheit erlangst, entscheidest du selbst, wie es dir damit geht und was die Schmerzen mit dir machen. Du bewertest, du entscheidest! Damit gibst oder entziehst du deinen Beschwerden die Kraft und Energie. Entscheide daher bewusst, was in dein Leben darf und wie viel Platz du den Dingen gibst. Ändere den Schmerz, bevor er dich verändert!

Kapitel 15
von Silvia Wenzl

ALLES IN ORDNUNG MIT DIR?

Silvia Wenzl

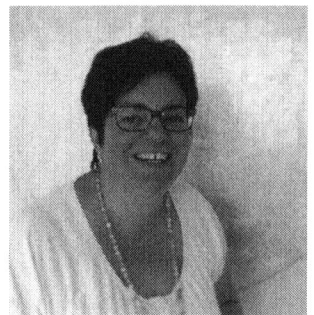

Seit über 25 Jahren beschäftigt sich Silvia Wenzl als Physiotherapeutin mit Gesundheit, doch lange schon erforschte sie die Themen Gesundheit nicht nur auf körperlicher Ebene, sondern folgte den Symptomen und Hinweisen bis zur Quelle aller Lebensenergie. Dorthin, nämlich an die Quelle des eigenen Selbst, begleitet Silvia ihre Klienten und zeigt damit den Weg der Selbstheilung auf. Lass dich von ihr begleiten, wenn du noch immer nicht weißt (!), wer du in Wahrheit bist! (Glauben reicht nicht aus!)

Hier gehts zur Homepage:

https://www.silviawenzl.de

Hier gehts zu Facebook:

https://www.facebook.com/silvia.wenzl.9

Im Kapitel von Silvia Wenzl geht es um Ordnung und Unordnung, denn das sind andere Begrifflichkeiten für Gesundheit und Krankheit. Du erfährst etwas über die natürliche Ordnung, den unendlichen Strom von Lebensenergie (das nennen wir auch "im Flow sein") und was uns davon abhält, damit beständig durchflutet zu werden!

Alles in Ordnung mit dir?

Wir alle wollen ganzheitlich gesund leben, uns voller Energie fühlen und meist sind wir auch bereit, einiges dafür zu tun.

Doch häufig nähern wir uns unserer Gesundheit auf rein physischer/körperlicher Ebene an, beispielsweise über die Ernährung oder Bewegung.

Zu einem Mega Mindset für deine Gesundheit braucht es jedoch noch etwas mehr InFORMationen, denn Gesundheit ist nicht etwas rein Körperliches. Neben deiner körperlichen Gesundheit gibt es deine emotionale und deine mentale Gesundheit.

Deine Seele, also du, verkörperst feinstofflich deinen Mental- und Emotionalkörper und grobstofflich deinen physischen Körper. Es ist wichtig zu verstehen, dass du nicht nur dein Körper bist, sondern dass du Seele bist und dich verkörperst, inkarnierst.

Deine fein- und grobstofflichen Körperräume sind beseelt von dir. Folgerichtig hast du Gedanken und bist nicht deine Gedanken. Du hast Emotionen, bist aber nicht deine Emotionen. Und du hast einen Körper, bist aber nicht dein Körper. Ein Beispiel: Du sagst nicht: Ich bin Arme. Nein, du hast Arme. Deine Seele durchströmt als Lebensenergie oder Lebenskraft deinen Mentalkörper, deinen Emotionalkörper und deinen physischen Körper und kommt damit zum Ausdruck.

Das freie Strömen dieser Energie und Kraft ist die natürliche Ordnung des Lebens und bedeutet Gesundheit auf allen Ebenen. Es wäre also zu kurz gedacht, Gesundheit nur mit dem physischen Körper in Verbindung zu bringen.

Du bist im wahrsten Sinne des Wortes im Fluss, wenn deine Lebensenergie (im Weiteren ist damit immer auch Lebenskraft gemeint) frei fließt, doch sie kann auch gestört und abgelenkt werden.

Es entsteht Ungleichgewicht, es entsteht Druck, es entsteht Zug, es entsteht Einseitigkeit, es entsteht Stress, es entsteht Unordnung, es entsteht Stagnation, es entsteht Stillstand, es entsteht Krankheit, es entsteht Schmerz. Es zeigen sich Symptome.

Was sind das denn nun für Dinge, die uns ablenken oder stören in unserem Fluss?

Ich nenne dir hier mal ein paar: Angst, Hass, Wut, Zorn, Eifersucht, Scham, Schuld, Zweifel, Aggression, Wut, Neid, Gier. Diese Ablenkungen finden im Mentalraum statt, erzeugen deine Emotionen und deine daraus resultierenden Handlungen.

Es sind also deine (abgelenkten) Gedanken, die dich mit Emotionen in Bewegung bringen (z. B. rasend vor Zorn, blind vor Wut, starr vor Angst usw.) Dein Verhalten basiert darauf und ist die Handlungsbrücke deiner Innenwelt in die erlebbare Außenwelt. In der Außenwelt findest du dann die Beweise für alles das, was du dir ja schon vorher gedacht (ausgedacht) hast, deine Emotionen verstärken sich, die Unordnung manifestiert sich und zeigt sich in Symptomen. (Wirklich! Du kannst es schließlich spüren!) Dabei sind die Symptome der Unordnung nicht auf den physischen Körper begrenzt. Symptome können sich auch in deinem Lebensumfeld, in deinen Beziehungen, in deinem beruflichen Umfeld und mit deinen Finanzen zeigen.

Es stellt sich nun die berechtigte Frage, weshalb um alles in der Welt lassen wir uns so leicht ablenken von Angst, Ärger, Zweifel usw., wenn uns das trennt von unserer strömenden Lebensenergie?

Die Antwort ist gar nicht mal so schwer zu finden:

Wir haben vergessen, wer wir sind!

Wir haben begonnen, eine Lüge zu glauben!

Weiter oben habe ich dich schon darüber inFORMiert, dass du Seele bist. Ich ergänze das um etwas sehr Entscheidendes:

Du bist unsterbliche und unendliche Seele!

Nun stell dir vor, du würdest das nicht nur glauben, sondern WISSEN!

Du würdest BewusstSEIN!

Du wärest BewusstSEIN!

Du würdest aus deinem BewusstSEIN heraus leben!

Jetzt stell dir vor, du wüsstest das nicht!

Du wärest UnbewusstSEIN!

Du hättest vergessen, wer du in Wahrheit bist!

Du würdest denken, dass du sterblich und vergänglich bist und dass dein jetziges Leben alles ist. An dieser Stelle wird nun die Lüge leichtes Spiel haben und deine Lebensenergie kann spielend abgelenkt und gestört werden. Denn, wenn du nicht weißt, wer du in Wahrheit bist, musst du glauben, was man dir sagt.

Und so war es vielleicht ja auch?!

Du hast angefangen zu glauben, dass du nicht gut genug bist.

Du hast angefangen zu glauben, dass du nicht dazugehörst.

Du hast angefangen zu glauben, dass du nicht geliebt wirst.

Du hast angefangen zu glauben, dass du erst jemand werden musst, bevor du SEIN kannst.

Lies dir die Ablenkungen weiter oben nochmal durch, welche ist dir besonders vertraut? Welche Ablenkung zeigt sich immer wieder in deinem Leben? Mit was davon hast du begonnen, dich mehr und mehr zu identifizieren? Welche Charaktereigenschaften sprichst du dir aufgrund deiner Identifikationen selbst zu? So bin ich halt?! Welche körperlichen Symptome kommen immer wieder? Rückenschmerzen, Magenschmerzen, Kopfschmerzen? Glaubst du nun noch immer, das Problem betrifft nur den Körper?

Was wäre, wenn du beginnen würdest, die Symptome als Sprache deines Körpers verstehen zu lernen, der dir damit anzeigt, wie sehr du vergessen hast, du selbst zu sein. Erinnere dich, wer du in Wahrheit bist! Erkenne die Ablenkungen in deinem Leben!

Und was, wenn das der wahre Weg zu Heilung ist und der wahre Weg, du SELBST zu sein?

Kapitel 16

von Julia Öttl

WIE EMOTIONEN ZU HEILKRAFT WERDEN

Julia Öttl

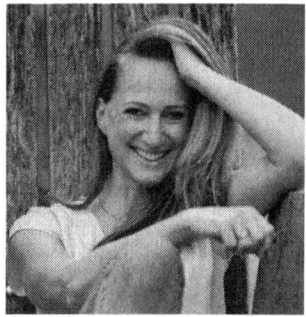

Julia Öttl ist Physiotherapeutin, Autorin und Begründerin der Methode BodyRelease®. Immer schon hat sie sich für eine ganzheitliche Sichtweise des Menschen interessiert, also über die isolierte Betrachtung des Körpers hinaus. Ihre Leidenschaft bezieht sich auf das Lösen der Zusammenhänge von Körper und Emotionen. Mit BodyRelease® hat sie eine einfach anzuwendende und gleichzeitig tief transformierende Methode geschaffen, die gleichzeitig Körpertherapie und Coachingmethode ist. Dieses wundervolle Werkzeug ist nicht nur im gesundheitlichen Kontext, sondern auch in jedem Lebensbereich anwendbar. Es löst auch tiefgehende emotionale Themen und Anspannungen im Körper einfach und dauerhaft. Ohne Psychoanalyse. Somit wird jedem Menschen ein Weg eröffnet, Schmerz und Krankheit als Chance für persönliches Wachstum und innere Transformation zu nutzen. Julia Öttl legt heute ihren Fokus darauf, Coaches, Trainer, Mentoren und Therapeuten in dieser Methode auszubilden, um rasch wirksames Embodiment zu schulen.

Hier gehts zur Facebookgruppe:

https://www.facebook.com/groups/bodyrelease

Hier kannst du dir die Übung runterladen, die im Buchkapitel beschrieben ist :

https://www.bodyrelease.at/onlinetraining-freebies/

Schmerz und Krankheit sind häufig das Ergebnis von unterdrückten Emotionen aus der Vergangenheit oder dem Nicht-Leben der eigenen Wahrheit. Besonders feinfühlige und empathische Menschen entwickeln durch das verstärkte Wahrnehmen von Gefühlen oft körperliche Symptome. Wie Feinfühligkeit und Emotionen in Heilkraft für dich und sogar für andere umgewandelt werden können, erfährst du in diesem Kapitel.

Wie Emotionen Zu Heilkraft Werden

Bist du ein emotionaler, feinfühliger Mensch? Dann ist dieser Artikel wichtig für dich. Besonders im Zusammenhang mit deiner Gesundheit – und mit deinen besonderen, sensiblen Fähigkeiten, die du in Heilkraft für dich und andere verwandeln kannst. Ganz leicht.

Wie ich dazu gekommen bin, meine Feinfühligkeit in meine genialste Superpower zu transformieren, erzähle ich dir mit meiner Geschichte:

8. November 2006

Es sollte einer der schönsten Tage im Leben einer Mutter sein. Der Geburtstag ihres Kindes. Doch für mich war er einer meiner schrecklichsten. Denn nach nur 28 Schwangerschaftswochen wurde mir, und so habe ich es empfunden, mein Kind regelrecht aus meinem Leib gerissen. Es ließ sich nicht aufhalten. Wir hatten noch nicht mal einen Namen gewählt.

Ich war traumatisiert. Emotionaler Horror. Ich selbst spürte Todesangst vor dem Kaiserschnitt. Die ersten 24 Stunden durfte ich nicht einmal zu meinem Kind. Ich kannte es aufgrund der Vollnarkose nur vom Foto. Und dann, besonders in den ersten 3 Wochen, war das ständige Bangen um das Leben meines Sohnes, dessen Kopf gerade mal so groß wie eine Faust und der Fuß so groß wie das Endglied meines kleinen Fingers war.

So schlimm die Situation auch war - es lag darin ein großes Geschenk. Ich erkannte meine unendliche Heilkraft, die weit über das hinausging, was mein damaliges Physiotherapie-Wissen erklären konnte.

Es verging keine Nacht, in der ich nicht mit dem Foto meines Sprösslings auf meinem Herzen eingeschlafen und ebenso wieder aufgewacht bin. Pure Liebe, tagein-tagaus. Vertrauen. Es floss förmlich aus mir hinaus.

Manchmal war ich wieder unendlich hilflos, machtlos. So machtlos, dass irgendetwas in mir sagte, dass ich noch erfinderischer sein müsse.

Schon kurz nach der Geburt kam die Diagnose eines offenen Loches im Herzen meines Sohnes. Eine von vielen bedrohlichen Diagnosen. Als wäre es das Normalste auf der Welt, stellte ich mir einfach vor, dieses mit meiner Hand auf seiner Brust zu verschließen. Tiefe Überzeugung. Ich war wie ferngesteuert. 3-6 Mal würde er ein Medikament brauchen, um das Loch zu verschließen, meinten die Ärzte. Es war zu, noch bevor er ein Medikament bekam.

Durch diese Situation wurde mein schulmedizinisches Hirn gesprengt. Es gibt mehr als das. Es gibt Höheres. Es gibt Energie, die heilt. Es gibt Liebe. Emotionen heilen.

Doch ist das schon die Lösung? Ich wurde eines Besseren belehrt.

21. August 2007

Ich wachte morgens auf mit berstenden Kopfschmerzen. Nicht mal meine Brille konnte ich tragen, weil der Bügel auf meiner Nase sich anfühlte, als würde er sich in meinen Kopf bohren. Ich hatte nie Kopfweh zuvor. Die Schmerzen kamen aus dem Nichts. Der Arzt, den ich aufsuchte, schickte mich umgehend ins Krankenhaus. Angstbesetzt folgte ich seinem Rat.

Nach unzähligen Untersuchungen war meine Diagnose:

Virale Hirnhautentzündung.

Bumm. Das saß. Angst. Totaler Knock-out.

Ich erinnere mich an die damaligen Worte meines Schwagers. Er machte mich auf all die Höchstleistungen der vergangenen 1,5 Jahre aufmerksam und auf die psychische Belastung, die Selbstaufgabe. Und in dem Moment war mir klar:

Es war ein emotionales und letztendlich körperliches Burnout.

Ich hatte meinen Fokus stark auf meine Kinder gelegt. Löwenmama halt. Mein eigenes Trauma habe ich erfolgreich verdrängt. All die Emotionen, all die Angstgedanken und die ständige Anspannung haben mich krank gemacht. Mich selbst habe ich nicht beachtet. Als die „Gefahr" vorbei war, zwang mich mein Körper in die Knie.

An diesem Punkt begann meine eigene Transformation. Genau hier hat meine Heilung begonnen. Körperlich wie emotional. Und genau hier habe ich begonnen zu verstehen, dass meine eigene Heilung die Voraussetzung für ein gesundes Begleiten von Menschen ist.

Emotionen heilen, sofern sie bei mir selbst geheilt sind.

Feinfühligkeit – Segen oder Fluch?

Als Gefühlsmensch ist es dir schon oft bewusst geworden. Du fühlst stärker als andere. Meistens all das Unangenehme. Die Wut, die Verletzung, die Angst, die Traurigkeit. Manchmal hasst du es, so gefühlsstark zu sein. Vielleicht bist du nahe am Wasser gebaut oder fühlst dich schnell verletzt. Oder du spürst die Launen von anderen so stark, dass sie dich regelrecht runterziehen.

Ja, Gefühlsmenschen fühlen stärker. Und somit ist der Körper von Gefühlsmenschen stärker gefordert, wie der Körper von „Kopfkollegen".

Warum ist das so?

Wir nehmen mit unserem Körper Emotionen wahr. Gefühle sind sozusagen die Sprache unseres Körpers.

* Wir spüren, wie uns Angst und Unsicherheit im Nacken sitzen und wie wir diesen anspannen.

* Wir spüren die Wut im Bauch oder es explodiert fast der Schädel dabei.

* Wir fühlen die Traurigkeit tief in unserem Herzen, das sich zusammenzieht.

* Wir nehmen Freude wahr und spüren, wie sie durch unseren ganzen Körper rieselt.

* Wir fühlen, wie uns das Herz übergeht vor lauter Liebe.

Je emotionaler wir sind, desto stärker zeigen sich solche Phänomene körperlich. Manche Gefühlsregungen fühlen sich wunderbar und nährend an. Doch speziell, wenn es um Emotionen wie Angst, Wut, Traurigkeit und Co. geht, würden wir unsere Feinfühligkeit manchmal am liebsten auf den Mond schießen. Sie erzeugt eine unangenehme Spannung – meist unbewusst – und löst einen Teufelskreis von ungesunden Gedanken, niedrigschwingender Energie, noch mehr Emotionen und noch mehr Körperspannung aus.

Vielleicht kennst du das, dass dein Kopf nach einem Streit mit deinem Partner so richtig brummt und du wach neben ihm im Bett liegst, weil du nicht schlafen kannst in deinem Strudel von Gedanken, Gefühlen und Anspannung. Genau da ist dieser Kreislauf aktiv. Der Körper befindet sich in Alarmbereitschaft und Daueranspannung, bis sich die Emotion wieder beruhigt hat.

Was hat das Ganze mit Gesundheit zu tun?

Unangenehme Emotionen spannen deinen Körper an. Ein Zuviel an Körperspannung vermindert Heilprozesse, schwächt das Immunsystem, lähmt den Stoffwechsel und verbraucht unnötig Energie. Ja, es begünstigt sogar das Entstehen von Schmerz und Krankheit, sofern das Ungleichgewicht zwischen Spannung und Entspannung über längere Zeit gegeben ist. Somit ist es besonders bei Gefühlsmenschen immer wichtig, zu hinterfragen, ob nicht eine emotionale Ursache die körperlichen Beschwerden auslöst.

Jeder kann lernen, seine Emotionen in Heilkraft umzuwandeln.

Wann machen Emotionen krank?

In meiner Geschichte beschreibe ich zwei Extremsituationen. Den positiven und den negativen Effekt der Feinfühligkeit.

Doch warum können Emotionen, die einerseits so heilsam sind, auf der anderen Seite so krank machen? Warum ist das so?

1. Du unterdrückst deine Gefühle

So wie die Gedanken die Sprache unseres Geistes sind, so sind Gefühle die Sprache und der Ausdruck deines Körpers. Das habe ich eingangs schon erwähnt. Unangenehme Emotionen willst du nicht haben. Alles, was sich unangenehm anfühlt, willst du nicht fühlen. Das ist menschlich. Und so passiert es, dass du Emotionen unterdrückst. Ein unterdrücktes Gefühl, wie zum Beispiel eine Wut, die du runterschluckst, richtet sich gegen deinen Körper. Wenn du dir nicht erlaubst, wütend zu sein, dann lehnst du damit ab, deinen Körper in seiner Sprache sprechen zu lassen. Somit nimmt er dieses Gefühl, speichert es in seinen Zellen, kapselt es ab und verursacht dadurch inneren Stress und Spannung.

Er folgt deiner Überzeugung, dass Wut nicht richtig ist und nicht sein darf. Zudem handelst du so, als wäre deine Wut nicht da und veränderst nichts an der Situation, die dich wütend macht. Andere Menschen bekommen so stets die Chance, über deine Grenzen zu gehen.

Gleiches gilt für jedes x-beliebige Gefühl, das wir an uns ablehnen. So sind sie ungesund für deinen Körper und für jeden Lebensbereich.

Die Liste von diesen ungeliebten Begleitern ist lang.

Hier eine kleine Auswahl ... vielleicht kommt dir das eine oder andere bekannt vor:

Angst

Wut

Hilflosigkeit

Ohnmacht

Kleinheit

Enge

Scham

Traurigkeit

Verlassenheit

Angst, Sorge, Unsicherheit

Wertlosigkeit

Ekel/Abscheu

Entmutigung

Wichtig!

Das Unterdrücken von Gefühlen ist uns seit der Geburt antrainiert worden. Ein Mädchen darf nicht wütend sein, ein Junge nicht traurig usw. Du kannst also nichts dafür, dass du es tust. Das passiert unbewusst. Und ... du kannst es verändern, damit es deinen Körper nicht mehr belastet. Meiner Meinung nach muss das bejahende Fühlen schon ein Pflichtfach im Kindergarten sein!

2. Übernommene Gefühle schwächen deinen Körper

Vielleicht kennst du das Phänomen, dass du super gelaunt zu deiner Freundin fährst. Du freust dich riesig, sie wiederzusehen und gehst auf sie zu. Noch bevor sie ein Wort sagt, spürst du ihre tiefe Traurigkeit und ihren Schmerz. Als sie dir davon erzählt, was ihr Schlimmes passiert ist, spürst du es, als wäre es dein Gefühl. Du spürst es sogar in deinem Körper. Deine gute Laune ist wie weggeblasen. Komplett erschüttert, in vollem Mitgefühl und mit wirren Gedanken verlässt du letzten Endes das Treffen. Du bist ausgesaugt und möchtest dich am liebsten ins Bett legen.

Oder:

Du bist gestresst und wütend auf deinen Arbeitgeber, der dir Aufgaben aufhalst, die deine Kollegin machen sollte. Zornig kommst du heim zu deiner Familie. Du reißt dich zusammen, denn deine Kinder und dein Partner können ja nichts dafür. In der Hoffnung, daheim zur Ruhe zu kommen, bringen dich auch noch deine Kinder auf die Palme, die total aggressiv miteinander streiten. Dein innerer Druckkochtopf explodiert, als dein Mann dann noch sagt, dass sie ganz friedlich waren, bevor du gekommen bist.

Oder:

Eine Lehrerin geht in ihre Klasse in der Grundschule. Sie fühlt sich heute überhaupt nicht gut. Ihr Nacken ist super verspannt, dass sie fürchtet, Kopfweh zu bekommen. Sie fühlt eine innere Unruhe. Wieso sind nur an diesen Tagen auch die Kinder in der Klasse so anstrengend?

Emotionen werden übertragen. Von Mensch zu Mensch, egal in welchem Alter. Diese Emotionen hängen wie ein schwerer Rucksack auf dir oben, rauben dir deine Kraft und schwächen deinen Körper. Ja, sie schwächen sogar den Körper deines Gegenübers. Denn auch Körper imitieren sich gegenseitig. Ich erinnere mich an viele KundInnen, die sogar die Beschwerden von anderen spüren konnten. Das sind Übertragungen. Besonders feinfühlige Menschen neigen dazu, Emotionen zu übernehmen.

Das Gute daran ist: Angenehme Gefühle werden ebenso übertragen!
Deshalb ist es auch so heilsam, damit zu arbeiten.

3. Gespeicherte Emotionen in deinem Zellgedächtnis

Du kommst als Wesen auf diese Welt, das ganz klar, rein, perfekt, richtig, genug, wertvoll und wunderschön ist. Mit deinem

Körper kannst du das Leben fühlen, Erfahrungen machen und handeln. Ganz zu Beginn seines Bestehens ist er nahezu frei von negativen Einflüssen von außen. Er ist entspannt. Er fühlt sich wohl. Er darf so sein, wie er ist.

Im Laufe eines Lebens gibt es sehr viele beeinflussende und prägende Situationen. Man denke an die Kindheit, familiäre Überzeugungen, die Schulzeit, die Ausbildungen, an Partnerschaften, traumatische Erlebnisse oder berufliche Erfahrungen.

Es prasseln unzählige negative Einflüsse von außen auf deinen Körper. Einflüsse, bei denen er erfährt, dass die Menschen rund um ihn nicht mit Zuneigung und Wohlwollen reagieren, sondern mit Abwehr. Du stellst dich dadurch selbst immer wieder in Frage. Du verdrängst Gefühle, die nicht gerne gesehen sind und handelst so, dass es für die anderen passt. Oder du rebellierst. Besonders in der Kindheit tust du alles dafür, damit dein Körper Liebe und Anerkennung erntet und sich somit wohl und sicher fühlt. Davon ist er abhängig. Das ist sein Lebenselixier. Somit ist diese Entwicklung ganz natürlich und menschlich.

Du entfernst dich immer mehr von deiner eigenen inneren Wahrheit und legst schichtweise negative Erinnerungen, Glaubenssätze, Verhaltensweisen, Blockaden oder Gedanken über dein innerstes Wesen. Du speicherst die Emotionen von belastenden oder verletzenden Situationen in deinen Zellen ab. Es ist die Reaktion des Körpers auf die Einflüsse von außen.

Jeder Mensch hat diese blockierenden Schichten, die sein heutiges Leben beeinflussen.

Alles, was an alten Emotionen in deinen Zellen hängt, beeinflusst nicht nur deine Gesundheit, sondern ist auch verantwortlich dafür, dass sich bestimmte Gefühls-, Denk- und Verhaltensmuster nicht lösen können. Da kannst du gar nichts dafür.

Die vergangenen Dinge kannst du nicht mehr verändern. Es ist deine Biographie.

Doch das, was heute ist, kannst du beeinflussen. Wenn du willst. Ganz einfach. Raus mit dem Mist aus deinen Zellen. Du befreist deinen Körper davon und entlastest ihn dadurch.

Außerdem wirst du staunen, was sich in deinem Leben sonst noch verändert. Das ist der Coachingeffekt dabei.

Wie das geht, erfährst du in den folgenden Zeilen.

Jede Emotion, die abgespeichert, unterdrückt oder übernommen wird, behindert die Heilung von dir selbst und von anderen.

Wie weißt du, ob deine körperlichen Beschwerden emotionaler Natur sind?

Durch meine lange Erfahrung als ganzheitliche Körpertherapeutin habe ich bestimmte Merkmale erkannt.

Emotionale körperliche Beschwerden:

* wechseln gerne mal ihre Lokalisation (mal zwickt es im Knie, dann schmerzt der Nacken und die nächste Woche spürst du es in deiner Wirbelsäule)

* sind oft nur kurzfristig lösbar mit schul- und alternativmedizinischen Methoden

* kommen immer wieder zurück

* zeigen sich häufig in Form von hormonellen Problemen, Energielosigkeit, innerer Unruhe, Schlafproblemen, Autoimmunerkrankungen, Rückenbeschwerden aller Art, Zähneknirschen, Kopfschmerz, Tinnitus, Herz-Kreislaufbeschwerden ohne Befund, Übergewicht usw.

Doch ich will dir gar nicht zu viel in den Mund legen. Du bist feinfühlig. Du wirst spüren, ob du ein emotionales Thema hinter deinen Beschwerden hast. Vertraue auf deine Intuition. Du hast nicht umsonst bis hierher gelesen.

Meiner Meinung nach hat jedes körperliche Symptom eine emotionale Komponente.

Spätestens bei Eintreten einer Krankheit oder eines Schmerzes, bist du entweder wütend auf deinen Körper, dass er nicht so funktioniert, wie er soll, hast Sorge, deine Kinder nicht versorgen zu können oder kommst vielleicht sogar in eine Existenzangst, weil du fürchtest, gekündigt zu werden. Die Emotion ist in irgendeiner Form da, wenn auch erst im Nachhinein. Und sie behindert deine Heilung. Ausgenommen, du lernst, sie in Heilkraft zu verwandeln!

Jetzt geht's zur Anleitung →

Jedes körperliche Symptom hat eine emotionale Komponente. Ob als Ursache, als Reaktion oder beides.

DIE 4 SCHRITTE DER TRANSFORMATION

oder

WIE DU UNANGENEHME EMOTIONEN IN HEILKRAFT VERWANDELST

BodyRelease® ist die Methode, die dir dabei hilft, Emotionen aus deinen Körperzellen zu lösen und somit die Heil- und Regenerationszentren in deinem Gehirn zu aktivieren. Du baust Spannung in deinem Körper ab und ermöglichst ihm dadurch, regenerieren zu können, den Stoffwechsel zu aktivieren, das Immunsystem zu stärken und Energie zu produzieren.

All das funktioniert ausschließlich, wenn dein Entspannungssystem ausreichend aktiv ist.

Wisse, dass speziell bei Schmerz und Krankheit mehr Ruhe gebraucht wird als in Gesundheit. Egal bei welchen Symptomen. Die 4 Schritte der Transformation beziehen sich auf Gedanken, Gefühle, Körperentspannung und Energie und sollen dir genau diese Ruhe auf allen Ebenen schenken.

Im Schmerz- oder Krankheitsfall möchte ich dich darauf aufmerksam machen, dass die Methode kein Ersatz für schul- oder alternativmedizinische Begleitung ist. Manchmal ist sie extrem wirksam, doch behalte das im Hinterkopf und nutze alles, was deinem Körper sonst noch gut tut!

So ... auf geht's!

Schritt 1: DIE ANNAHME

Liebe heilt. Das habe ich dir zu Beginn erzählt. Sie hatte nicht nur bei meinem Sohn eine heilsame Wirkung. Heute weiß ich, wie wichtig die Liebe für meinen eigenen Heilungsprozess war und ist.

Sei also lieb zu dir und zu deinem Körper. Sei ihm nicht böse, dass es im Moment so ist, wie es ist. Versuche alles, was da ist, da sein zu lassen. Mit dem Wissen, dass es einen Grund gibt, warum es so ist. Vielleicht ist es eine alte Emotion, eine Verletzung aus der Vergangenheit. Es ist nicht wichtig, das Warum zu erforschen. Fühle bewusst, was du spürst, auch wenn es weh tut oder unangenehm ist. Bei starken Schmerzen wähle für diese Übung eine Phase am Tag, in der es dir besser geht.

Um eine Transformation in der Tiefe deiner Zellen zu erreichen, ist dieser Schritt entscheidend. Hole dich selbst dort ab, wo du jetzt stehst, dann kann sich auch ganz leicht etwas verändern. Schenke deinem Körper oder dem schmerzenden Körperteil deine ganze Liebe, indem du annimmst, was sich im Jetzt zeigt.

Lass es einfach so stehen. Du musst nichts damit machen. Versuche, auch nicht zu bewerten. Deine Annahme, dein JA zu deinem Status quo ist der wichtigste Schlüssel zur Veränderung.

Das ist wahre und pure Selbstliebe.

Schritt 2: DIE NEUAUSRICHTUNG

Verändere deinen Fokus auf das, wo du hinwillst und stelle dir folgende Frage:

Wenn du alles haben könntest, was du dir (körperlich) wünschst, was wäre das?

Nimm dir Zeit für diese Frage.

Was wäre das Optimum? Wie soll es sein? Was ist dann alles (wieder) möglich? Was kannst du dann (wieder) tun? Wie verändert sich deine Energie?

Das ist dein Ziel. Deine Ausrichtung, auf die dein Körper in der Übung eingestellt wird.

Es bringt dich weg vom Problemdenken und vom Beschäftigen mit dem, was du nicht mehr willst. Du veränderst hier schon deine Perspektive und deinen Fokus und gibst deine ganze Energie dorthin, wo du hin willst.

Sollte sich hier dein innerer Zweifler melden, dass es bei dir ohnehin nicht funktionieren wird, so nimm ihn auch in den Arm und sag ihm liebevoll, dass DU hier bestimmst, was du denkst! Du allein bist hier der Chef.

Schritt 3: DAS HEILSAME GEFÜHL

Hier stellst du dir selbst eine ganz wichtige Frage:

Wie FÜHLST du dich, wenn du Schritt 2 erreicht hast? Was macht das mit dir?

Wie fühlt es sich an? Welches Gefühl/welche Emotion ist da, wenn du wieder alles machen kannst?

Gefühle sind der größte Treibstoff für dich als feinfühliger Mensch, um das zu erreichen, was du möchtest. Das angenehme Gefühl bewirkt den heilsamen Prozess. Wenn du spirituell denkend bist, so entspricht dieses Gefühl dem Bedürfnis deiner Seele.

Merke dir dieses Gefühl für deine praktische Anwendung.

Schritt 4: DER BODYRELEASE®

In der praktischen Anwendung wirst du immer wieder darauf hingewiesen, auf die Reaktionen deines Körpers zu achten. Dein Körper reagiert auf das, was er in der Anwendung hört. Das kann ein Kribbeln sein, eine Bewegung, ein Wärme- oder Kältegefühl, ein Zittern, Zucken uvm. Erlaube dir, nichts tun zu müssen, dich fallenzulassen und tief zu entspannen. So kann dein Körper beginnen, für dich die Emotionen aus den Zellen zu lösen. Du nimmst nur wahr, während du dich dem Prozess hingibst.

Es gibt keine negativen Emotionen – nur jene, die wir ablehnen, machen uns krank.

DIE PRAKTISCHE ANWENDUNG

BodyRelease® wird in Form von tiefen Körperprozessen in meditativer Form angewendet. Im Folgenden findest du die schriftliche Form deiner heilsamen Übung.

Du wirst sie lieben!

Hier der Text:

Bring deinen Körper in eine Position, in der er sich ganz leicht tut, um zu entspannen, um bei dir selbst anzukommen und um alles aufzunehmen, was er in den nächsten Minuten bekommt.

Nimm wahr, wie er sich anfühlt. Ohne dass du etwas verändern musst. Wie er auf der Fläche aufliegt, die er berührt. Beobachte wie ein neugieriges Kind, was dein Körper zeigt, was er erzählt, was du in ihm fühlst. Beobachte deine Atmung. Und bewerte nicht, was du wahrnimmst.

Erlaube dir in diesem Moment, nichts verändern zu müssen, einfach alles mal so da sein zu lassen, wie es ist. Du bist richtig, so wie du bist, auch wenn es sich in diesem Moment für dich noch nicht so anfühlen sollte. Es hat einen Grund, eine Ursache, warum es ist, wie es ist. Warum du fühlst, was du fühlst. Du musst nichts wissen. Du musst nichts tun.

Nimm dich einfach nur wahr. Nimm dich ernst. Mit allem, was da ist. Versuche, ein liebevoller Beobachter von dir selbst zu sein. Sag JA zu dir. Sag JA zu dir, sag JA. Zu dem, wie sich dein Körper anfühlt, auch wenn es unangenehm sein sollte. Zu dem, was an Gefühlen da ist, an Gedanken, an Energien. Es ist, wie es ist und du bist, wie du bist.

Du musst nichts verändern. Sag erst JA. Sag JA, es ist. JA, ich bin.

Das JA zu dir ist die pure Liebe, die in dir verändert, die in dir heilt, die in dir transformiert. Du musst nichts tun. Sag einfach JA. Wahrhaftig, ehrlich JA zu dir selbst.

Und entspann dich - ganz bewusst.

Wie nah bist du dir selbst in diesem Moment? Wie verbunden mit deinem Innersten? Mit deinem Körper? Mit deinem Herzen? Du bist die Verbindung, die Liebe, die Annahme, das JA zu dir selbst. Du bestimmst, JA zu dir zu sagen. Du bestimmst, etwas für dich zu tun. Du bestimmst, die Heilkraft in dir zu aktivieren. Nichts musst du wissen. Entscheide es, wähle für dich. Wähle, deine Heilkraft in dir zu fühlen. Du musst auch nicht wissen, wie es geht. Du musst nichts tun. Du musst dich nicht anstrengen.

Nimm einfach wahr und bewerte nicht. Das ist Liebe. Liebe zu dir selbst. Hol dich dort ab, wo du bist. In Liebe. Du bist Liebe. Du denkst Liebe. Und entspanne dich dabei, so gut, wie es dir möglich ist. Bewerte nicht. Es ist, was es ist.

Sag, wie soll es sein für dich? Wähle wieder für dich. Du bist der Bestimmer deiner Gedanken, der Bestimmer deiner Realität. Du bist. Du bist Liebe. Und du wählst für dich, jetzt in einem Raum der Veränderung zu stehen. Ein Raum, in dem alles für dich da ist, was du möchtest. Dieser Raum ist nur für dich. Prall gefüllt mit dem, was du willst. Prall gefüllt mit all den Gefühlen, die du fühlen willst. Wie fühlst du dich, wenn du alles hast, was du möchtest? Wie fühlst du dich, wenn du mit deinem Körper alles machen und fühlen kannst, was du willst? Entspanne dich. Gib dich diesem Raum hin, gib dich deinem Körper hin. Es ist dein Raum, es ist dein Körper. Und alles ist so, wie du es bestimmst. Atme. Atme, ganz bewusst. Du musst nichts ändern an deiner Atmung. Lass deinen Körper für dich atmen. In der Geschwindigkeit, in der er atmen will. In der Tiefe, in der er atmen will. Es ist, was es ist. Dein Körper weiß, was zu tun ist. So vertraue und lass ihn für dich atmen.

Du beobachtest, wie all das Gute, all die angenehmen Gefühle mit jedem Einatemstrom in deinen Körper fließen. Lass deinen Körper für dich atmen und beobachte, was sich zeigt. Fühle, wie mit jedem Sauerstoffmolekül all das einfließt, was in deinem Raum da ist. Fühle, wie jedes Sauerstoffmolekül all das in deine Zellen bringt, was du für dich gewählt hast. Dein Körper verteilt für dich bis in die letzte Zelle, in jede Faser deines Körpers das gute, angenehme und heilende Gefühl, das du fühlen möchtest. Was deine Seele fühlen möchte. Und entspann dich dabei. Du musst nichts tun. Du bist. Du nimmst wahr. Du nimmst nur wahr. Du nimmst nur wahr, was dein Körper macht, wenn er sich einschwingt auf das, was du willst. Du nimmst nur wahr. Fühle ganz bewusst. Verankere tief in deinem Herzen das, was du fühlen willst. Wie fühlt es sich an? Fühle es. Fühle es bewusst. Und dreh die Energie noch mehr auf, lass noch mehr in dich einströmen. Mit deiner Atmung. Sie fließt von selbst, während du entspannst. Du lässt es einfach geschehen. Du bist all das, was du haben willst, du bist eins. Du bist eins mit dem Gefühl, das du fühlen willst. Und dehnst es über deine Körpergrenze hinaus aus. Unendlich weit. Du bist. Du dehnst es aus in deine ganze Vergangenheit und ebenso in deine Zukunft. Du bist. Du bist eins mit diesem Gefühl. Immer.

Genieße es und nimm wahr, was dein Körper damit macht.

Mit dem Wissen und der Gewissheit, dass es dein Gefühl ist, das du zu jederzeit in dir wahrnehmen wirst, sobald du es tust, atmest du noch einen tiefen Atemzug deines Raumes in deinen Körper, nimmst noch einmal bewusst in deinem Körper wahr, was passiert und kommst dann langsam wieder in deine Außenwelt zurück und in deinem Tempo öffnest du wieder deine Augen.

Das ist eine praktische Übung, wie du BodyRelease® bei körperlichen Beschwerden anwenden kannst. Die Möglichkeiten sind unendlich. Wohlgefühle, wie ich die heilsamen Emotionen nenne, gibt es viele. Doch das würde den Umfang meines Artikels hier sprengen. Nutze deine Fähigkeit, zu fühlen. Lass das Denken mal sein. Im Fühlen bist du als Gefühlsmensch spitze. So nutze das Fühlen.

Kleiner BodyRelease®-Tipp am Rande:

Wenn du im Fühlen bist und dabei deinen Körper wahrnimmst, kannst du nicht gleichzeitig denken, nicht wahr? Da kannst du den Denker in dir mal so richtig austricksen!

Möglicherweise fragst du dich, ob du die Methode nur bei körperlichen Beschwerden anwenden kannst. Da gibt's eine klare Antwort:

Nein.

Ganz im Gegenteil. Mein innerster Wunsch ist es, den Menschen einen einfachen Weg zu zeigen, mit dem sie ihre Seele und einen entspannten, klaren Geist mit ihrem Körper verbinden, dadurch tief verbunden mit sich selbst sind und genau das leben. Das ist für mich wahre Gesundheit - auf allen Ebenen. Genau dort bist du schon heilsam für andere, noch bevor du etwas tust. Was für ein Geschenk. Für dich und deine Liebsten. Dafür gehe ich und dafür lebe ich mit jeder Faser meines Körpers und allem, was ich sonst noch bin.

Diese tiefe Verbindung strebt vielleicht nicht jeder an. Doch wie ist es bei dir?

Es ist leichter, als du glaubst.

In jeder Emotion steckt eine unendliche Heilkraft.

Kapitel 17
von Nicole Grigoleit

MEGA MINDSET FÜR DEINE GESUNDHEIT MIT WOMB CHAKRA MAGIC

Nicole Grigoleit (geb. Schröter)

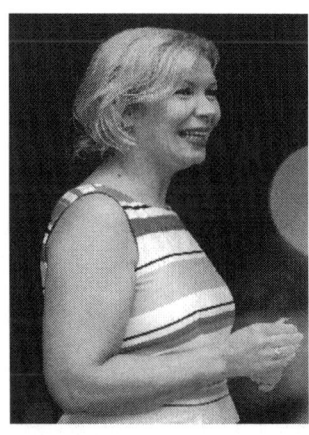

Nicole Grigoleit, geb. Schröter, wurde 1973 in Hannover geboren. Schon in ihrer frühen Kindheit hatte sie immer den Wunsch, anderen zu helfen. Bis 2005 war sie zunächst in kaufmännischen Berufszweigen unterwegs. Dann nutzte sie eine Krise als Chance und machte weitere Ausbildungen und Fortbildungen als professionelle Hundetrainerin, Energiearbeiten, ganzheitlicher Kosmetik und Wellnessmassagen. Ihr Bestreben, Menschen und auch nach wie vor

Hunde in ihre Kraft zu führen und die Einladung für Veränderung zu sein, ließ sie weitere Ausbildungen in den Bereichen Psychologie, Massagen, Körperarbeiten, Entspannung und Coaching absolvieren.

Als Coach/Mentorin/zertifizierte intenSati Leaderin/Gesundheitspraktikerin für Entspannung und Vitalität sowie Persönlichkeitsentwicklung im Berufsverband für Gesundheitspraktiker (BFG)/Autorin und Körperberührungskünstlerin unterstützt sie ihre Klienten in ihrer Hawaiianischen Entspannungslounge (Hoaloha Lounge) in Rüdersdorf bei Berlin und auch online dabei, entspannter und bewusster ihr Leben zu gestalten und ihre volle Kraft zu leben.

Hier gehts zu Facebook:

http://bit.ly/nicolegrigoleit

Dein Schoß ist die Quelle für deine schöpferische Lebenskraft. Wenn du das entsprechende Schoß-Chakra von allen Lasten befreist, dann kannst du diese Quelle in vollem Umfang leben. In diesem Kapitel stelle ich dir meine Arbeit mit dem Schoß-Chakra vor und teile mit dir einen meiner Auflösetexte, um dein Schoß-Chakra zu reinigen und tiefer in die Verbindung mit deinem Schoß einzutauchen.

Mega Mindset für deine Gesundheit mit Womb Chakra Magic

Dein Schoß – Deine Offenbarung!

„Die Kraft kommt von unten", hatte meine spirituelle Lehrerin vor über zehn Jahren zu mir gesagt. „Egal, ob du Energiearbeiten, Körperarbeiten oder irgendetwas anderes machst. Du holst die Kraft von unten und bringst sie raus mit deinem nächsten positiven Gedanken, mit deiner dir innewohnenden Emotion und Kraft in Balance."

Dieser Satz hat sehr lange mein Wirken begleitet und bekam vor etwa einem Jahr eine ganz neue Bedeutung, als ich das erste Mal vom Schoß (engl. Womb) Chakra (Chakra = Sanskritwort für Rad) erfuhr und zumindest im Ansatz erahnen konnte, welcher Beitrag es für mich selbst und auch meine Coachees sein könnte.

Meine Arbeit im Bereich „Energetisch gestütztes Bewusstseinscoaching", welches ich seit 2007 für Menschen und Mensch/Tier-Teams anbiete, änderte sich dadurch grundlegend und bekam eine neue Basis. Die Orientierung am Schoß-Chakra war so aufregend neu und frisch und ich wollte mehr über dieses verborgene, geheime und geheimnisvolle Chakra erfahren. Chakren sind kleine Energiezentren in uns, die sich laut Wikipedia vermutlich zwischen dem physischen Körper und dem feinstofflichen Körper befinden. Es gibt sieben Haupt-Chakren, die entlang der Wirbelsäule angeordnet sind, sowie weitere Neben-Chakren.

2007 hatte ich damit begonnen, Glaubenssätze und blockierte Energien mit Hilfe meiner mir angeborenen Fähigkeiten aus menschlichen und tierischen Systemen zu übersetzen und

diese gemeinsam mit den Menschen und Tieren auf- und ab-
zulösen. Diese Arbeit veränderte sich ein wenig im Laufe der
Zeit. Weitere Methoden, das Entdecken zusätzlicher innerer
Fähigkeiten und mehr angeeignetes Wissen trugen dazu bei,
dass sich mein „Energetisch gestütztes Bewusstseinscoaching"
immer weiterentwickelte. Von einem Schoß-Chakra hatte ich
allerdings in all den Jahren noch nie gehört, weder als Reiki-
Lehrerin noch durch meine anderen Weiterbildungen im energetischen und spirituellen Bereich. Ich fing also an zu recherchieren.

In alten indischen Lehren und Manuskripten wurde bereits von
einem verborgenen Chakra gesprochen. Dieses Chakra wird
Schoß-Chakra genannt. Das magische Schoß-Chakra befindet
sich sowohl im männlichen als auch weiblichen Körper-Geist-
Seele-System. Es wird oft heiliges Gebärmutter-Chakra ge-
nannt, was auch den ungefähren Sitz vermuten lässt. Das
Schoß-Chakra verbindet dich direkt mit der universellen
Quelle allen Seins. In seiner klaren und reinen Form ist das
Schoß-Chakra dein Generator für deine Wahrheit, Klarheit,
Stille, dein kristallklares Bewusstsein, bedingungslose Liebe,
pure Gesundheit, Lebensfreude und Kraft. Du bist der be-
wusste Schöpfer / die bewusste Schöpferin deines Lebens.

Bei den meisten Menschen ist das Schoß-Chakra nicht mehr
diese klare Quelle des Seins. Wir haben alles aufgesogen wie
ein Schwamm und im Schoß-Chakra abgespeichert – sämtliche Erfahrungen, jeglichen Missbrauch auf allen Ebenen (finan-

ziell, spirituell, energetisch, körperlich etc.), schmerzhafte Erlebnisse, aus der Ahnenkette (genetisch gesehen) übernommene Glaubenssätze und Verhaltensmuster, Blockaden, Krankheiten, Traumata, Tiefschläge usw. Das macht vielleicht noch einmal deutlicher, wie sehr das Schoß-Chakra dein Erleben und deine Gesundheit beeinflusst. Das Schoß-Chakra ist der Ort in unserem Körper-Geist-Seele-System, aus dem heraus wir bewusst und unbewusst kreieren.

Wenn es also gereinigt wird, diese alten Verletzungen aufgelöst werden, stärkt das dein Wirken als klarer Kanal, verbunden mit der göttlichen Quelle deines Seins. Dein Mindset für deine Gesundheit und alles, was du gerne in dein Leben ziehen möchtest, kann dann aus einer neuen Energie heraus generiert werden.

Als ich angefangen habe, in meinen energetisch gestützten Bewusstseinscoachings die Schoß-Chakra-Energie zu verwenden, diese alten Belastungen aufzudecken und mit meinen Coachees gemeinsam zu transformieren, sind auf einmal magische Dinge geschehen. Schon bevor ich meinen Fokus auf den Schoß ausrichtete, waren die Ergebnisse meiner Coachees der Wahnsinn. Aber nun war es nochmal eine ganz neue Stufe – mit Ergebnissen weit jenseits meiner Vorstellungen. Meine Womb Chakra Magic Coachings sind entstanden und mittlerweile bilde ich andere in dieser Arbeit aus. Sie kann sowohl einzeln als auch in meinem Jahrestraining zum spirituellen Coach erlernt werden.

Ich bin so verliebt in diese Art von energetischem Coaching, weil sie nicht nur Altes transformiert, sondern uns ungeahnte Möglichkeiten aufzeigt. Wir werden tiefer verbunden mit unserem Wissen, unseren Fähigkeiten und wissen einfach ganz tief von innen, wer wir wirklich sind in Wahrheit. Die Arbeit mit unserem Schoß-Chakra ist so tiefgreifend und einzigartig, da deine ureigene Seelenmagie entfacht wird und Gesundheit auf allen Ebenen möglich ist, ohne dass du dein Mindset in irgendeiner Form beeinflussen brauchst. Ein klares Schoss-Chakra kreiert dir, dass du mit deiner schöpferischen Lebenskraft noch mehr deine wahre Bestimmung in vollkommener körperlicher und geistiger Gesundheit lebst.

Nachstehend **erhältst du einen meditativen Auflösetext** (frei von mir gechannelt und zum Teil angelehnt an Gelübde-Auflösungen von Doreen Virtue in „Medizin der Engel", erschienen im Allegria Verlag), wie du dich mit deinem Schoß-Chakra verbindest und Altes transformieren kannst. Da dieser Text nicht auf deine speziellen Themen ausgerichtet ist, empfehle ich dir, ihn so oft wie möglich für dich zu sprechen. Dieser Text kann sehr kraftvoll wirken, wenn es deine Wahl ist. Aus diesem Grunde kann es sein, dass dir im Laufe der Zeit, nachdem du den Text gesprochen hast, manches bewusster wird oder sich vielleicht noch einmal verstärkt zeigt. Genieße einfach diesen Prozess mit dem Text und erlaube ihm zu wirken.

Ich, (bitte setze hier deinen Namen ein), bei meinem vollen Bewusstsein, erkenne in mir die Kraft meines Schoß-Chakras. Ich

erkenne an, dass ich all meine Erfahrungen, Traumata, Blockaden, negative Glaubenssätze, Glaubenssätze anderer, alte Verletzungen, finanziellen Missbrauch, spirituellen Missbrauch,
körperlichen Missbrauch, Definitionen und Dogmen, Glaubensrichtungen und Krankheiten aus diesen und anderen Lebzeiten, sämtliche Aktionen und Reaktionen, Enttäuschungen,
Fehlschläge, kollektiven Schmerz und schmerzliche Erfahrungen, karmische Verbindungen und Verstrickungen, jeglichen
Mangel und alle Formen von Kontrolle in meinem Schoß-
Chakra abgespeichert habe.

Jetzt, wo ich dies erkenne, wähle und entscheide ich, (bitte
setze hier deinen Namen ein), bei meinem vollen Bewusstsein,
von jetzt an und in alle Richtungen der Zeit und für alle Richtungen der Zeit, all das von mir zu nehmen und für ungültig zu
erklären. Ich bitte darum, alle Energien und Anteile, die ich
dadurch inaktiv gesetzt oder abgespalten habe, jetzt wieder in
meinem Körper-Geist-Seele-System zu integrieren.

Alle energetischen und magnetischen Abdrücke und Erinnerungen dieser abgespeicherten und aufgenommenen Erfahrungen, Traumata, Blockaden, negativen Glaubenssätze, Glaubenssätze anderer, alten Verletzungen, finanzieller Missbrauch,
spiritueller Missbrauch, körperlicher Missbrauch, Definitionen
und Dogmen, Glaubensrichtungen und Krankheiten aus diesen
und anderen Lebzeiten, gespeicherte Aktionen und Reaktionen, Enttäuschungen, Fehlschläge, kollektiver Schmerz und
schmerzliche Erfahrungen, karmische Verbindungen und Verstrickungen, jeglicher Mangel und alle Formen von Kontrolle in

meinem Schoß-Chakra sind jetzt vollends zu entfernen und für ungültig zu erklären.

Überall da, wo ich mich von meiner wahren klaren Quelle abgeschnitten und entfernt habe, wähle ich von jetzt an und in alle Richtungen der Zeit und für alle Richtungen der Zeit meine klare Wahrheit, Klarheit, Reinheit, Einheit, bedingungslose Liebe und die wahre Quelle meines Seins. Überall da, wo ich mich von meiner klaren, wahren Quelle abgewendet habe, herrscht von jetzt an und in alle Richtungen der Zeit und für alle Richtungen der Zeit Frieden, Klarheit, Wahrheit und Einheit.

So will ich es! So wähle ich es! So soll es sein!

Ich, (bitte setze hier deinen Namen ein), bei meinem vollen Bewusstsein! In Wahrheit! In Klarheit! In Reinheit! In bedingungsloser Liebe! Verbunden mit meiner wahren Quelle meines Seins!

Kapitel 18
von Eleni Iatridi

WIE GESUNDHEIT MIT DEINER SEELENAUFGABE ZUSAMMENHÄNGT

---

3 Tipps aus der geistigen Welt, die dir helfen, deine Gesundheit wiederherzustellen oder zu erhalten (gechannelt von Eleni iatridi)

Eleni Iatridi

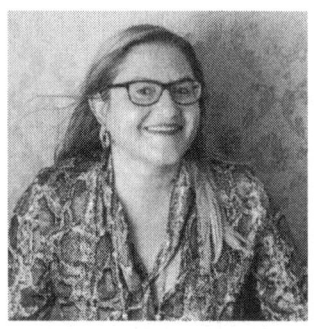

Als ehemalige Online-Redakteurin und studierte Germanistin staunte Eleni nicht schlecht, als 2008 mitten in persönlichen Krisen die Geistige Welt sich durch sie meldete und sie zum Medium ausbildete. Seitdem channelt sie die Kausalebene und hilft mittlerweile als spirituelle Businessberaterin Unternehmerinnen, ihre innere Flamme zu wecken und ihr Business auf die nächste Stufe zu heben.

Hier gehts zur Homepage:

https://eleni-iatridi.de/

Hier kannst du dir deine innere Stärke zurück holen:

https://eleni-iatridi.de//innere-staerke-pdf/

Hier gehts zu Instagram:

https://instagram.com/eleni_iatridi_official

Wusstest du, dass gesehen zu werden genauso wichtig für deine Gesundheit ist, wie für deine Lebensaufgabe all in zu gehen? Lass dir von der geistigen Welt drei einfache Tipps geben, um ab heute gesund und einfach zu leben.

Wie Gesundheit mit deiner Seelenaufgabe zusammenhängt

3 Tipps aus der geistigen Welt, die dir helfen, deine Gesundheit wiederherzustellen oder zu erhalten

(gechannelt von Eleni Iatridi)

Gesundheit besteht aus mehreren Ebenen. Zum einen haben wir die geistige Gesundheit, die dann vorhanden ist, wenn wir komplett mit all unseren Sinnen und Gaben verbunden sind. Dann haben wir die körperliche Gesundheit, die davon ausgeht, dass ein Mensch verbunden mit seiner Umwelt das Bestmögliche aus seiner Nahrung, seinen Bewegungsorganen und seiner Verdauung herausholen kann, um zu existieren und sich weiterzuentwickeln. Und die nächste ist die zwischenmenschliche Gesundheit. So sind auch deine Beziehungen Teil des Gesundheitsprozesses.

Gesundheit aus spiritueller Sicht hat immer damit zu tun, ob du in deiner Mitte bist und aus deiner echten Kraft heraus handelst, oder ob du dir unauthentische Energien und Seinsformen in dein Leben holst, die nicht zu dir passen.

Viele Menschen sind darauf getrimmt, in der Gesellschaft zu funktionieren und wollen gefallen. Die Ursachen für diese Suche nach Liebe, Anerkennung und Wertschätzung liegen oftmals in der Gesellschaft und vor allem in der Kindererziehung, die in den vergangenen Jahrhunderten nicht seelengemäß verlief. Der Mensch hat sich selbst viele Hindernisse kreiert, um diese zu überwinden und aus diesen heraus in der eigenen Seelenkraft zu wachsen.

Was heißt das für unsere aktuelle Zeit? Sei bereit, immer mehr aus dir selbst heraus zu wachsen und die Gesundheit in die eigenen Hände zu nehmen. Die geistige Welt fordert dich auf, authentisch mit dir selbst umzugehen und nicht mehr anderen das nachzuplappern, was sie dir erzählen. D. h., dass du sehr gut informiert sein musst, um dich für eine Sache zu entscheiden und eben nicht für die andere. Das bedeutet nicht, dass du jede Studie gelesen haben musst, oder auch jeden Wissenschaftler unter die Lupe nehmen musst. Das kannst du gar nicht.

So viel Lebenszeit hast du gar nicht. Doch heißt es, dass du für dich selbst einsehen musst, dass du in erster Linie selbst für deine Gesundheit verantwortlich bist. Gesundheit hat immer auch etwas mit Selbstverantwortung zu tun. Nur wer selbstverantwortlich mit sich selbst umgeht, kann auch ein gesundes Erleben in sich, dem eigenen Körper und auch in seinen Beziehungen, in seinen finanziellen Ebenen und im Beruf entwickeln. Hier ist es wie bei vielen Dingen: Es fängt immer bei dir an. Es fängt in deinem Inneren an.

Heute will ich dir drei Tipps geben, wie du deine geistige Gesundheit erhältst, um aus dieser heraus einen finanziellen Wachstum und vor allem auch eine körperliche Gesundheit zu kreieren:

1. Tipp - Werde sichtbar

Der erste Tipp lautet: Sei bereit, gesehen zu werden. Niemand braucht mehr Aufmerksamkeit als der menschliche Körper und der menschliche Geist und die Psyche.

Überrascht dich das? Das sollte es nicht, denn eines der geistigen Gesetze sagt: „Energie folgt der Aufmerksamkeit". So brauchst auch du Aufmerksamkeit, um dir deiner Energie gewahr zu sein und bist als Mensch immer mit der Aufmerksamkeit der anderen und den Energien aller Lebewesen auf diesem Planeten und aller Seinsformen überhaupt verbunden. Der Mensch ist dafür gemacht, um mit anderen gemeinsam zu sein. Er ist dafür gemacht, in Gemeinschaft zu leben.

Die Gemeinschaft zu erleben. Und auch interkulturelle Bindungen einzugehen, um sich selbst mit der eigenen Energie wahrzunehmen und die Energien der anderen in sich selbst aufzunehmen und umzuwandeln. Du bist genauso wie alle anderen Menschen eine kleine Transformationsmaschine, die immer wieder das transformiert, was gerade ist, um das Sein immer wieder in die nächste Stufe zu heben. Immer wieder? Ja, ganz genau. Jede Minute, jede Sekunde deines Seins transformierst du das gerade Erlebte und sorgst dafür, dass es in etwas Neues umgewandelt wird. Ob das auf der körperlichen Ebene ist, wo dein Körper aus Sauerstoff Kohlenstoff und Ähnliches produziert, oder ob es auf der emotionalen Ebene ist, wo du durch Emotionen und deren Wandlungsprozesse dein eigenes Sein transformierst. Oder ob es auf gesellschaftlicher Ebene ist, wo du durch Umwälzungen, Neuerungen und jede Menge neue Beziehungen im Kleinen wie auch im Großen die Welt täglich veränderst. Du veränderst, du transformierst die Welt mit deinem bloßen Sein und das ständig!

Ist das nicht ein wundervoller Gedanke? Alles verändert sich und du bist die Maschine, die dies bewirkt. Und dafür musst du nicht viel tun. Das ist das Wunderwerk des Menschseins. Je eher du dir dessen bewusst wirst, desto besser kannst du dies auch genießen. Lies jetzt gespannt weiter, denn da stecken noch viel mehr Wunder drin.

Gesundheit ist kein starrer Zustand, sondern ein Prozess. Sie hat immer mit dem zu tun, wo du gerade steckst und wie du deine Umgebung wahrnimmst. Bist du offen für Neuerungen und bereit, in dir das zu transformieren, was durch dich transformiert werden möchte, so wirst du immer wieder die Chance haben, zu wachsen, zu heilen oder Altes loszulassen.

Bist du jedoch verschlossen und glaubst die Weisheit mit Löffeln gegessen zu haben, so wirst du kaum Heilung finden. So wirst du immer die nötigen Informationen parat haben, um gesund zu leben, doch wirst du nie wirklich heilen, denn du wirst im Inneren nicht bereit dazu sein. Die Informationen sind das eine, doch die eigene Verdaulichkeit ist das, was letztendlich darüber entscheidet, ob du Heilung erfährst oder nicht.

2. Tipp - Entdecke deine Seelen- und Lebensaufgabe und lebe ihr gemäß

Der zweite Tipp lautet: Gehe in die Welt hinein und lebe deine Lebensaufgabe. Das klingt für den ein oder anderen abgedroschen und sehr nach Esoterik, doch ist es die Basis alles Seins. Wenn du nicht in deiner Mitte bist und deiner Seelenaufgabe genehm wärst, so wirst du nicht aus dem Inneren heraus leben, sondern aus dem Äußeren. Du wirst dich immer wieder anpassen. Du wirst immer wieder im außen nach Möglichkeiten suchen, um dich zu entfalten und dadurch auch sehr viel geistiges Junk food zu dir nehmen. Nur geistiges? Selten *schmunzel*. Meistens geht das Geistige mit dem Körperlichen Hand in Hand und so lautet tatsächlich der zweite Tipp:

„Fange an deine Seelen- und Lebensaufgabe hier auf der Erde zu suchen", unabhängig davon, ob es sich um geistige oder körperliche Gesundheit handelt. Alles ist miteinander verbunden. Alle Energieebenen kommunizieren ständig miteinander. So ist dein Körper Materie und Energie zugleich. Kommen wir nun zurück zur Seelenaufgabe. Wie findest du nun heraus, welche diese ist? Auch hier gilt, suche nicht im außen. Sondern stelle die Frage nach innen: „Wofür bin ich eigentlich hier?". Sei gespannt, welche Antwort du bekommst. Diese wird sich wahrlich genauso verändern, wie du dich im Laufe deines Lebens veränderst. Denn dadurch, dass du dich selbst transformierst, wirst du die ganze Welt verändern. Und, welch Überraschung, die Aufgaben wachsen mit dir.

Deine Lebensaufgabe hat selten mit einer einzigen Aufgabe zu tun, sondern mit einer Vielzahl von Möglichkeiten und Variationen, die du hier in die Welt bringst. So kannst du Bänker sein und ein ganzes Imperium auf die Welt bringen und gleichzeitig auch ein liebevoller Familienvater und Kinder an die Hand nehmen, die aus deiner Generation heraus etwas Neues entwickeln und in ihrer die Welt zu einem besseren Ort machen. Das sind zwei völlig unterschiedliche Ebenen und trotzdem ist es die eine Person, die beides liebt, die für beides geschaffen und auf den Weg gebracht wurde.

Dies zeigt, dass es in jedem Lebensbereich unterschiedliche Lebensaufgaben gibt und auch je nach Wachstumsstadium du immer weitere Aufgaben dazu bekommen wirst. Aufgaben sind hier nicht im Sinne der Schule zu verstehen. Aufgaben sind eine Mischung zwischen Challenges, Wachstumsprozessen und innere Flammen, die dich dazu bringen, etwas Neues zu erschaffen. Das kann zum Beispiel ein neues Unternehmen sein, eine neue Modekollektion oder schlichtweg eine komplette Art der Beziehung, die du vorher nicht kanntest. Hauptsache ist hier, du bleibst in Verbindung mit deiner inneren Stimme und deiner inneren Anbindung an das große Ganze und speist aus ihr heraus deine Ideen und Prozesse.

3. Tipp - Werde ein Spürhund für Mangel und Energielöcher

Der dritte Tipp, um in deiner Gesundheit zu bleiben, ist ganz einfach: Lasse all dies los, was dich von der Gesundheit fern hält.

Das klingt so einfach. Und doch funktioniert es. Oftmals sind es Kleinigkeiten, die mit einem Fingerschnipsen geändert werden können, die jedoch eine riesige Wirkung entfachen, wenn du sie einfach mal veränderst. So kannst du auch hier in mehreren Ebenen schauen, was es zu verändern gibt. Sind es deine Mahlzeiten, die zu schwer sind? Oder rauben dir Freundschaften Energie, obwohl sie zu den Feuerwerken der Energiegewinnung gehören sollten? Blicke auch da in dein Leben und betrachte es mit Neugier: Wo gebe ich mehr als ich bekomme?

Analytisch brauchst du dabei nicht vorzugehen. Es geht viel einfacher mit mehr Gefühl. Werde ein Spürhund für das Gefühl von Mangel. Sobald du irgendwo Mangel spürst, ist dort ein Leck. So wie es im Immunsystem immer mal Löcher gibt, die es zu stopfen gilt, so gibt es auch in deinem Energiehaushalt im zwischenmenschlichen Bereich immer mal wieder das Gefühl des Mangels. Sobald du dieses erkannt hast, hüpfe mit deiner Spürnase diesem Gefühl hinterher und finde heraus, was genau der Glaubenssatz dahinter ist, um ihn aufzulösen und folglich aus der Fülle heraus Menschen anzuziehen und nicht mehr, damit sie deine inneren Löcher stopfen.

Gesundheit im spirituellen Sinne hat viel mit dem zu tun, was du geboren bist zu tun und wozu du auf diese Welt gekommen bist. Die Seele hat sich Aufgaben gewählt, nicht, um dich zu quälen oder ins Leid zu bringen. Ganz im Gegenteil. Sie möchte sich selbst das Geschenk machen, in Vollendung ihres Seins zu leben und dich als Mensch hier auf Erden inkarniert zu sehen in deiner vollen Pracht.

Wenn du jetzt merkst, dass dir beim Zuhören alles so einfach vorkam, liegt es daran, dass es auf der geistigen Ebene auch einfach ist. Da bist du reines Bewusstsein. Da gibt es keine beschränkenden Glaubenssätze und auch kein „Das kann ich nicht!", „Das will ich nicht!" oder „Das kann gar nicht so einfach sein!". Diese drei Sprüche sind typisch für das menschliche Erleben und die vielen kleinen Hindernisse, die du dir als Mensch wie Steinchen in den Weg legt.

Auf der Ebene des Bewusstseins ist alles klar und einfach, und vor allem auch gleichzeitig da. Sobald du die Entscheidung triffst, dich gesünder zu ernähren, ernährst du dich automatisch gesünder. Gedanke und Umsetzung erfolgen gleichzeitig. Auf der geistigen Ebene musst du nichts machen. Da gibt es auch keine Prozesse, sondern eine Gleichzeitigkeit.

Und hier kommt mein letzter und wichtigster Tipp an dich:

Um deine Gesundheit schneller zu erhalten oder aus augenblicklichen Tiefs herauszukommen, lohnt es sich, in die Bewusstseinsebene des reinen Bewusstseins zu wechseln. Dies erreichst du durch Meditation, durch Visualisierungen und die ein oder andere Energie-Arbeit. Es ist keine Hexerei, sondern klare Logik. Das versteht auch dein Verstand, wenn er sich darauf einlässt, dass alle Ebenen miteinander verbunden sind und die reine Bewusstseinsebene dir genauso zugänglich und eigen ist, wie es die körperlichen Prozesse des Atmens, Essens und Trinkens sind. Öffne dich heute einfach für den Gedanken, dass alles einfacher und schneller vonstattengehen kann, als du bislang denkst. Und alles andere wird dann auch tatsächlich passieren, so wie es für dich passt und wichtig ist.

Kapitel 19

von Sabine Hockenjos

GESUNDHEIT BRAUCHT EIN JA ZUM LEBEN

Sabine Hockenjos

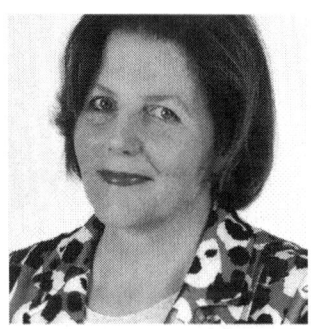

Gleich nach dem Pharmaziestudium an der ETH Zürich hat Sabine Hockenjos sich der Komplementärmedizin zugewandt. Seit Mai 2021 führt sie eine biologische Apotheke im schönen Appenzellerland in der Schweiz. In enger Zusammenarbeit mit Ärzten und Zahnärzten der Biologischen Medizin betreut sie Patientinnen und Patienten aus der ganzen Welt mit hochwertigsten Arzneimitteln und Nahrungsergänzungen aus der Natur. Sabine Hockenjos betreut ihre

Kunden außerhalb der Apotheke auch im Gesundheitscoaching und zeigt ihnen, wie sie sich ihre Gesundheit selbst erschaffen können.

Hier gehts zur Facebookgruppe:

https://b.link/vital

Hier gehts zur Facebookseite:

https://b.link/saho

Ich nehme dich mit auf eine Entdeckungsreise rund um die Frage: "Was ist Gesundheit?". Die Gesundheit gibt es nicht, Gesundheit ist individuell und intim. Die wichtigste Voraussetzung für Gesundheit ist ein "JA zum LEBEN", ein JA zu einem bunten, lebendigen Leben.

Gesundheit braucht ein JA zum LEBEN

Seit über 40 Jahren beschäftige ich mich mit dem Thema Gesundheit von Mensch und Tier. Als Apothekerin habe ich natürlich im Studium und in vielen weiteren Kursen und Ausbildungen viel zum Thema «Gesundheit» gehört, gelesen und gelernt und ich habe auch mit vielen Menschen Gespräche geführt rund um ihre Gesundheit. Eine zentrale Frage kann ich trotzdem bis heute nicht in wenigen Sätzen beantworten: «Was ist Gesundheit?»

Auf den nächsten Seiten möchte ich dich mitnehmen auf eine Entdeckungsreise rund um diese Frage.

Gesundheit ist ein Begriff, der überall auf der Welt verwendet wird. Bei so einem Begriff würde ich erwarten, dass es dazu eine klare Definition gibt. Tja, weit verfehlt! Aus meiner Erfahrung hat «Gesundheit» für jeden Menschen eine andere Bedeutung. Auch die Medizin hat keine Tabelle mit Messwerten, die eindeutig einen gesunden Menschen definieren. Wenn ich mit den Menschen über Gesundheit oder Gesundwerden spreche, dann geht es immer um individuelle Situationen, Umstände und Geschichten. Gesundheit ist also etwas Persönliches, etwas Intimes.

Als Arzt, Apotheker oder Therapeut würde man sich wünschen, dass man den Menschen eine einfache Therapie anbieten kann, die sie wieder gesund macht. Das wäre so bequem und alle wären glücklich. Die Menschen kommen mit dieser Erwartungshaltung ins Gespräch und sind dann oft enttäuscht, dass dies nicht funktioniert. Nicht einmal für einen einfachen Schnupfen gibt es diese Zauberpille. Das habe ich schon im ersten Praktikumssemester in der Apotheke festgestellt.

Die Menschen entwickeln ja auch nicht alle die gleichen Krankheiten, die einen haben schon nach dem ersten nass-kalten Novembertag einen Schnupfen, die anderen gehen ohne Erkältung durch den Winter. Die einen ernähren sich sehr «gesund» mit viel Obst und Gemüse, rauchen nicht und trinken keinen Alkohol und entwickeln trotzdem Krebs, die anderen leben einfach nach Lust und Laune drauf los und werden nie ernsthaft krank. Für die eine Frau sind die Wechseljahre eine

Qual, die andere spürt praktisch gar nichts. Die Liste könnte noch ewig weitergeführt werden.

Je mehr ich mich mit all den Details zu den unzähligen Funktionen, die in unserem Körper ablaufen, beschäftigt habe, desto demütiger wurde ich gegenüber der Genialität der Schöpfung. Als Mensch sind wir absolut nicht in der Lage, unseren Körper in seiner Gesamtheit zu erfassen und zu verstehen. Wenn ich daran denke, wie viele Prozesse in unseren Organen und Zellen in jeder Sekunde einfach ohne jegliche Intervention von unserem Verstand ablaufen und wie fein z. B. unser Hormonhaushalt und all die Verdauungsprozesse gesteuert werden, dann kann ich nur noch staunen und komme zum Schluss, dass wir eigentlich gar nichts wissen. Die Medizin als Wissenschaft geht von stark vereinfachten Modellen aus und versucht, durch hochreine, synthetische Stoffe die Komplexität der Natur auszuschalten. Die Menschen werden zwar immer älter, die Zahl der chronisch Kranken steigt aber jedes Jahr deutlich an.

Was ist denn da los?

Was braucht es denn, um gesund zu bleiben?

Der Schlüssel zu einem langen Leben bei guter Gesundheit liegt auf jeden Fall nicht in einer Wunderpille oder einer Wunderdiät. Die Zusammenhänge sind viel komplexer. Das merkt man spätestens, wenn unser Körper Symptome wie z. B. Schmerzen, Atembeschwerden, Herzbeschwerden, Verdauungsprobleme, Müdigkeit oder Stimmungsschwankungen zeigt. Diese

Symptome sind unangenehm und schränken uns stark ein in unserem Alltag. In vielen Fällen ist es nicht möglich, die Symptome innert kurzer Zeit wieder zum Verschwinden zu bringen. Je länger sie anhalten, desto größer sind die Auswirkungen in unserem Leben. Von außen betrachtet ist in diesen Situationen eine Abwärtsspirale aktiv.

Es kann sein, dass wir nicht mehr zur Arbeit gehen können und so die Ansicht entwickeln, nutzlos und minderwertig zu sein.

Es kann sein, dass wir uns immer mehr zurückziehen und kaum mehr Kontakt zu Freunden pflegen. Es kann sein, dass sich finanzielle Sorgen breit machen, weil hohe Behandlungs- und Pflegekosten anfallen und das Einkommen geringer ist.

Es kann sein, dass durch die medikamentöse Therapie weitere Symptome ausgelöst werden.

Es kann sein, dass die Symptome lebensbedrohlich werden ...

Wie lässt sich nun diese Spirale in eine Aufwärtsspirale drehen? Wie kann das subjektive Wohlempfinden verbessert werden oder sogar Heilung erreicht werden?

Die Antworten auf diese Fragen sind nicht im außen zu finden. Es ist nicht möglich, sich hinzusetzen und zu warten, bis jemand die Lösung für diese Fragen bringt. Damit Heilung stattfinden kann, müssen von dir aus ein paar Voraussetzungen erfüllt sein:

«JA zum LEBEN»

Als Erstes braucht es eine klare Entscheidung für ein «JA zum LEBEN». Leben heißt nicht dahin vegetieren und sich von Tag zu Tag schleppen. Mit einem «JA zum LEBEN» entscheidest du dich für ein buntes, lebendiges Leben mit Spaß und Abenteuer. Diese Entscheidung kannst nur du für dich fällen. Das ist wie ein Schalter, der in deinen Gedanken umgelegt wird. Mit jeder Faser deines Körpers musst du auf dieses «JA zum LEBEN» fokussiert sein.

Unsere Gedanken sind sehr mächtig. Leider denken wir sie die meiste Zeit unbewusst und so merken wir nicht, wie wir uns dadurch, dass wir uns ständig bewerten, schaden. Aus der Physik wissen wir, dass alles auf der Erde Schwingung ist. So ist auch jeder Gedanke Schwingung und wirkt sich auf unser Energiefeld, unsere Aura aus. Als Baby kommen wir auf die Welt und erfahren im Idealfall, dass wir ein geliebtes Wunschkind sind. Unsere Umgebung freut sich am Anfang über jeden Fortschritt, den wir machen. Im Laufe unserer Kindheit merken wir, dass unser Verhalten, unser Aussehen und unsere Gedanken, die wir aussprechen, bewertet werden. Da wir geliebt werden wollen, passen wir uns an unsere Umgebung an. Je mehr wir das tun, desto weiter entfernen wir uns von unserem eigenen Wesen. Dieses Bewertungssystem setzt sich dann v. a. während der Schulzeit so in unseren Gedanken fest, dass wir uns und unsere Umwelt konstant bewerten. Der Fokus liegt dabei v. a. auf dem, was angeblich falsch ist, was nicht dazu beiträgt, dass wir den Mut haben, unsere eigene Genialität zum

Ausdruck zu bringen. Wir werden zunehmend zur grauen Maus, die in der Masse untergeht und ein angepasstes Leben führt.

Dieses angepasste Leben im Mittelmaß entspricht nicht unserem Lebensplan, mit dem wir auf diese Erde gekommen sind. Durch die Bewertungen und Ansichten, die unseren Alltag bestimmen, klemmen wir uns zunehmend in Situationen ein, die wir scheinbar nicht verändern können. Viele Menschen zwingen sich, täglich einem Job nachzugehen, den sie nicht gerne machen oder bei einer Firma zu arbeiten, wo sie nicht respektiert werden und ihre Arbeit nicht geschätzt wird. Dadurch werden in unserer Aura Energiefelder angelegt, die eine negative Auswirkung auf unseren Körper haben und mit den Jahren zusammen mit anderen Faktoren wie z. B. Nährstoff- oder Bewegungsmangel zu chronischen Krankheiten führen können.

Ein «JA zum LEBEN» bedeutet nun, dass wir uns erlauben, unsere eigene Genialität zum Ausdruck zu bringen und aufhören, ein angepasstes Leben zu führen. Wenn wir gelangweilt sind und tagein tagaus denselben Trott verfolgen, macht das Leben keinen Spaß. Dann können sich Gedanken wie «Was soll ich hier eigentlich?» oder «War das alles?» im Unterbewusstsein breit machen und ihre Wirkung entfalten. Durch unsere Gedanken kreieren wir uns unsere Realität. Leider werden wir uns dessen oft erst bewusst, wenn unser Körper sich mit unangenehmen Symptomen meldet.

Eine Entscheidung bringt immer Veränderung mit sich. Du kannst nicht erwarten, dass sich etwas ändert, wenn du nicht bereit bist, Veränderung in deinem Leben zuzulassen. Menschen, die mit chronischen oder sogar lebensbedrohlichen Symptomen konfrontiert sind, finden oft plötzlich die Kraft, schon seit Jahren anstehende Entscheidungen wie z. B. eine Trennung vom Partner oder einen Jobwechsel oder einen Umzug zu fällen. Sie stellen ihr Leben völlig auf den Kopf, verändern ihren Lebensstil und werden dann wieder gesund.

Ein «JA zum LEBEN» bedeutet «Lebe deine Träume», «Formuliere deine Wünsche», «Lass Spaß und Freude zu», «Lass begrenzende Ansichten los» und «Sei bereit, Wunder zu empfangen». Alles ist veränderbar, wenn wir bereit sind, die Veränderung zuzulassen.

Unerschütterlicher Glaube an Heilung

Der unerschütterliche Glaube an Heilung ist unabdingbar. Oft werden die Menschen von ihrem behandelnden Arzt darüber informiert, dass sie unheilbar krank sind. Diese Worte setzen sich wie eine Giftspritze in den Gedanken der Erkrankten fest. Wenn du nun trotz einer solchen Prognose wieder gesund werden willst, dann musst du zu 1000 % davon überzeugt sein, dass du gesund werden kannst und dich konsequent mit Menschen umgeben, die deinen Glauben an Heilung unterstützen. Dabei musst du nicht wissen, wie du geheilt werden kannst. Das kannst du vertrauensvoll deiner geistigen Führung, dem Universum überlassen.

Deine Aufgabe ist es, dir vorzustellen, wie dein Leben ist, wenn du geheilt bist. Achte darauf, dass du keine Ansichten pflegst, wie diese Heilung erreicht werden soll. Lass dich führen, sei offen für alles, was sich zeigt. Manchmal ist eine Operation nötig oder eine Therapie mit stark wirkenden Medikamenten, manchmal sind natürliche Wege möglich, die besser verträglich sind. Geh den Weg, der dir Erleichterung bringt, wenn du hineinspürst und vertraue deiner Wahrnehmung. Es geht nicht darum, die richtige Entscheidung zu treffen, es geht darum, die für dich passende Entscheidung zu fällen. Lass dich nicht von deinem Umfeld beeinflussen, tausche dich nur mit einer Hand voll Menschen aus, denen du vertraust. Ich erlebe immer wieder Situationen, wo die Familie etwas anderes will als der Patient. Das ist i. d. Regel nicht zielführend.

Selbsthilfegruppen und Austauschforen zur entsprechenden Krankheit, von der du betroffen bist, sind oft nicht hilfreich. Durch die immer wiederkehrenden Krankheitsgeschichten, die dort ausgetauscht werden, nährst du immer wieder die Gedanken an die Krankheit anstatt den Glauben an Heilung.

Der unerschütterliche Glaube an Heilung erfordert viel Disziplin, Gedankendisziplin. Je intensiver du den Glauben an Heilung aufbauen kannst, desto stärker wird das Energiefeld für Heilung in deiner Aura. Stell dir in allen Details vor, wie dein Leben als gesunder Mensch ist. Was möchtest du unbedingt noch erleben in deinem Leben? Wofür brennst du noch? Was möchtest du ändern in deinem Leben?

Erlaube dir, bei der Vorstellung von deinem Leben als gesunder Mensch jeden geheimen Wunsch zu formulieren. Am besten schreibst du alles auf, was dir in den Sinn kommt. Stell dir vor, der Wunsch ist in Erfüllung gegangen, spüre die Freude und Dankbarkeit in deinem Körper. Je mehr und je öfter du dich in dieses Empfinden hinein entspannen kannst, umso besser.

Sei dir bewusst, dass du jedes Mal, wenn du jemandem deine Krankheitsgeschichte erzählst, das Energiefeld der Krankheit nährst. Das hilft dir nicht auf deinem Weg zur Heilung. Richte deine Aufmerksamkeit auf jeden kleinen Fortschritt, den du beobachten kannst und anerkenne dich dafür. Du hast dir die Verbesserung kreiert, sei stolz auf dich und feiere dich!

Der Glaube an Heilung ist wie der Glaube an den Sieg im Sport oder der Glaube an Erfolg im Business. Jeder Spitzensportler stellt sich vor, wie er auf dem Siegerpodest steht, bevor er mit dem Wettkampf beginnt. Er gibt alles bis zum Schluss, manchmal kommt es zu dramatischen Wenden in Wettkämpfen. Genauso verhalten sich erfolgreiche Unternehmer. Sie sind davon überzeugt, dass ihr Projekt gelingen wird und fokussieren ihre Gedanken nur noch darauf, was der nächste Schritt zum Erfolg ist. Sie behalten ihr Ziel immer im Blick und gehen Schritt für Schritt voran.

Du erschaffst deine Gesundheit

Die wichtigste Person im Heilungsprozess bist du. Ärzte, Therapeuten, Coaches können dich unterstützen und begleiten, sie können dich jedoch nicht heilen. Es ist wichtig, dass du dich aktiv am Heilungsprozess beteiligst und deine Entscheidungen fällst.

Auch wenn ein Arzt dir sagt, dass du innert wenigen Monaten sterben wirst, wenn du die vorgeschlagene Therapie nicht durchführst, hast du das Recht, ja sogar die Pflicht, selbst die Entscheidung zu fällen, welchen Weg du gehen möchtest. Das ist manchmal nicht angenehm, weil sich die Situation so schwer anfühlt. Habe den Mut, auf deine Führung zu vertrauen! Du bist der König, die Königin in deinem Universum!

Gesundheit zu erschaffen, erfordert täglichen Einsatz, genauso, wie wenn du ein Haustier hast, um das du dich täglich kümmerst, damit es ihm gut geht. Du erschaffst deine Gesundheit im Einklang mit deinem Körper. Du kannst dich mit deinem Körper unterhalten und ihn immer wieder fragen, was ihm jetzt ein Beitrag ist. Vielleicht braucht er Spaß oder Musik oder eine Massage oder ein Paar neue Schuhe ... Dein Körper ist die Voraussetzung für dein Sein auf der Erde. Nur mit deinem Körper kannst du das Leben auf diesem Planeten in all seinen Facetten erleben. Hast du dich schon mal bei deinem Körper bedankt dafür, dass er dich täglich durch dein Leben begleitet? Verbinde dich mit ihm, sprich mit ihm, du wirst Antworten auf deine Fragen erhalten.

Wenn du Fragen stellst an deinen Körper oder an deine geistige Führung, frage immer nach dem Beitrag oder den nächsten Schritt hin zu deinem Ziel. Vermeide es, dich mit der Frage zu beschäftigen, warum eine bestimmte Situation eingetreten ist. Die Frage nach dem Warum, nach der Ursache, ist immer der Vergangenheit zugewandt und führt oft dazu, nach Schuldigen zu suchen. Geh davon aus, dass du in der Vergangenheit immer die zum damaligen Zeitpunkt beste Lösung gefunden hast und danach gehandelt hast. Was damals die beste Strategie war, mag heute nicht mehr passend sein, die Situation hat sich verändert und du hast dich auch verändert. Für das Erreichen deines Zieles ist die Vergangenheit unwichtig, du musst dich nur darum kümmern, was der nächste Schritt ist. So kommst du stets weiter, auch wenn du jetzt noch nicht den ganzen Weg kennst.

Übrigens, es ist auch erlaubt, jederzeit neu zu wählen. Wenn du merkst, dass eine von dir getroffene Entscheidung nicht dahin führt, wo du hin willst, dann kannst du jederzeit neu wählen oder nach einer Korrektur fragen. Es kann sein, dass andere Menschen in deinem Umfeld dich bewerten, wenn du neu wählst, das kann dir jedoch egal sein. Du bist die Königin, der König in deinem Universum! Du gestaltest es, wie du das möchtest und wählst so, dass deine Wünsche in Erfüllung gehen.

Ich feiere Dich

Yeah, herzliche Gratulation! Ich feiere dich, wie mutig du deinen Weg gehst und die nötigen Veränderungen zulässt. Ich wünsche dir viel Erfolg beim Erschaffen deiner Gesundheit! Möge dein Leben lebendig und bunt und voller Abenteuer und Wunder sein.

Herzlich, Sabine

Kapitel 20
von Diana Chahrrour

DEIN KÖRPER HAT SEINEN EIGENEN KOPF!

Diana Chahrrour

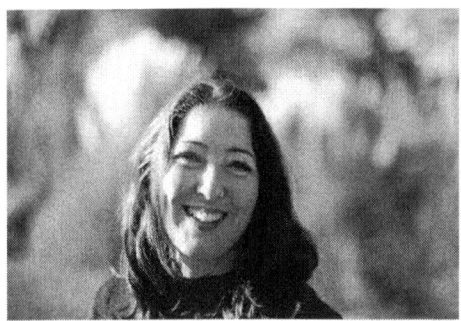

Diana Chahrrour ist zertifizierte Facilitatorin von Access Consciousness und hat mit Hilfe der Werkzeuge und Clearings von Access es geschafft, ihr Leben, ihre Gesundheit und ihr Business komplett zu verändern. Probleme mit dem Körper, der Gesundheit, finanzielle Sorgen, Stress am Arbeitsplatz und schlecht funktionierende Beziehungen gehören bei ihr der Vergangenheit an. Jetzt nutzt sie ihre Erfahrungen, ihr Wissen und die Tools von Access Consciousness, um andere Menschen zu inspirieren, auch ihr Leben aktiv zu verändern, indem sie einfach mehr für sich wählen, um mehr von sich zu sein.

Hier gehts zur Telegramm Gruppe:

https://bit.ly/3xntLlV

Hier gehts zur Homepage:

https://www.accessconsciousness.com/en/public-profi-les/Diana-Chahrrour/

Wir haben verlernt, dem Körper zuzuhören, in den Belangen, die den Körper betreffen. Was er essen möchte, wie er sich bewegen möchte, was er anziehen möchte usw. Wir überfahren unseren Körper ständig und ignorieren die Informationen, die er uns ständig gibt. Was, wenn es hier eine ganz andere Möglichkeit gibt, mit deinem Körper zu sein?

Dein Körper hat seinen eigenen Kopf!

Wahrscheinlich ist das nicht gerade ein Titel, den man erwartet, wenn es um das Thema „Mega Mindset für deine Gesundheit" geht. Ich habe mich mit diesem Thema auch sehr schwer getan. Vielleicht einfach, weil Mindset, Gesundheit und Körper für mich nicht so zusammenpassen.

Aber wie ich es auch oft in den letzten Jahren erfahren durfte, es gibt kein Richtig und kein Falsch, nur verschiedene Sichtweisen. Ich möchte dich hier zu einer ganz anderen Sichtweise einladen. Und bitte …… ganz wichtig! Du musst sie nicht annehmen. Nimm das für dich an, was für dich wahr ist und für dich funktioniert.

Also das Thema Mega Mindset für deine Gesundheit! Ganz ehrlich – für mich hat Gesundheit nichts mit Mindset zu tun. Zum einen ist das Wort „Gesundheit" alleine schon mit so vielen Bewertungen behaftet. Wer bestimmt denn, was gesund und was krank ist.

Wann bin ich krank, was ist krank, wann bin ich gesund? Mich haben Ärzte für „krank" erklärt und ich habe einfach gesagt: Das stimmt nicht! War es ein Mindset? Vielleicht würde man das so behaupten. Für mich war es ein Gewahrsein meines Körpers und die Information: Das, was die Ärzte hier erzählen, stimmt nicht für uns. Also wer hat jetzt recht? Wer ist gesund und wer ist krank? Vielleicht hast du ja schon Ähnliches mal erlebt und erinnerst dich jetzt daran? Dann sprechen wir oft auch über geistige und / oder körperliche Gesundheit. Und nochmal – hier hängt so viel Bewertung auf dem Thema Gesundheit. Hiermit alleine würde man ein ganzes Buch füllen. Jetzt kommen wir zu dem Wort Mindset – oder Mega Mindset. Für mich ist das Wort auch etwas schwierig.

Denn „mind" = Verstand – hat in meinen Augen mit Gesundheit auch nicht viel zu schaffen. Der Verstand kennt nur das, was er gesehen, berechnet, nachgeahmt und in Schlussfolgerung dazu gegangen ist. Was wäre aber, wenn mit unserem Körper viel mehr möglich ist? Genau, ich spreche jetzt vom Körper. Wir definieren Gesundheit oft über unseren Körper und wie er zu sein hat. Wenn er dann nicht den Erwartungen entspricht, dann bezeichnen wir uns als „krank".

Was wäre, wenn unser Körper NIE krank ist? Was wäre, wenn unser Körper NIE falsch ist? Was wäre, wenn unser Körper GE-NAU richtig ist, in jedem Moment? Wenn du diese Worte jetzt liest, dann bitte ich dich eines zu tun: Erlaube dir doch mal, in Verbindung mit deinem Körper zu gehen. Sag doch mal „Hallo Body" (euer Body ist euer Best-Buddy - bester Freund) und jetzt sag doch einfach mal „Danke. Danke, dass du die ganze Zeit bei mir bist. Danke, dass du alles mitmachst, ganz egal was ich dir antue. Danke, dass du für mich da bist."

Wie spürt sich das an, wenn du deinen Körper für einen Moment NICHT bewertest, sondern ganz einfach Dankbarkeit für ihn hast? Verändert sich etwas? Dies herauszufinden, das kannst du nur für dich alleine.

Jetzt wirst du sagen: „Aber was ist denn, wenn ich Schmerzen habe oder irgendwelche Diagnosen etc.?" Ja - das kann dann schon mal passieren. Aber was wäre, wenn dies erstmal nur eine Information ist? Was könntest du verändern, wenn du diese Information NICHT mehr bewerten würdest? Unsere Körper haben die Fähigkeit, sofort Dinge zu verändern. Es sind nur unsere Ansichten, dass etwas nicht zu verändern ist, dass es dem Körper nicht erlaubt ist, seine magischen Fähigkeiten auszuüben.

Den Körper nicht mehr zu bewerten und ihm zu erlauben, zu sein, wie er sein möchte - das ist für MICH das Mega Mindset für die Gesundheit!

Kapitel 21
von Regina Raabe

RESILIENZ STÄRKEN: SO GEHST DU SICHER AUS KRISEN HERVOR

Regina Raabe

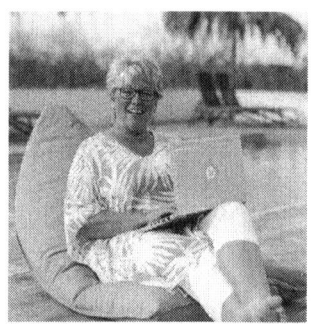

Regina Raabe ist Buchautorin, Mentorin für Business & Lifestyle und führt Menschen in ein selbstbewusstes, erfülltes und großartiges Leben. Mit 50+ traf sie die Lebensentscheidung zur Ortsunabhängigkeit als digitale Nomadin. Sie bereiste unterschiedliche Zielländer und lebt dort, wo andere Urlaub machen. Heute hat sie endlich das Selbstbewusstsein, von dem sie damals nur geträumt hat. Sie führt ein erfolgreiches, glückliches und selbstbestimmtes und vor allem freies Leben. Ein Leben jenseits der Angst und stattdessen mit ganz viel Mut und Lebensfreude!

Hier gehts zum Buch für dein Herzensbusiness:

https://www.freiheitliebeherzensbusiness.com/

Hier gehts zur Homepage:

https://reginaraabe.com/

Was ist das Geheimnis der Menschen, die im Leben jedes noch so dramatische Ereignis wegstecken? Die selbst nach katastrophalen Rückschlägen niemals ihre Zuversicht verlieren und sich selbst in der dunkelsten Stunde ihren Optimismus und Lebensmut bewahren? Jeder Mensch kann seine persönliche Resilienz verbessern und damit seine Lebensqualität nachhaltig verbessern!

Resilienz stärken: So gehst du sicher aus Krisen hervor

Welche Krise ich überwinden musste?

Jahrelang arbeitete ich als Führungskraft in großen Konzernen. Ich war wenig in meinem Zuhause Berlin, da ich über 240 Tage im Jahr national und international auf Geschäftsreisen war. 60-Stunden-Wochen – für mich Normalität.

Dann, mit Mitte 40, wendete sich das Blatt. Nach einem Chefwechsel wurde ich derart gemobbt, dass ich nach 12 Jahren Betriebszugehörigkeit kündigte. Im Job danach wurde ich nach 5 Jahren gekündigt. Zum beruflichen Chaos kam ein persönlicher Tiefschlag. Ich fand heraus, dass mein Lebenspartner die Hälfte unserer Beziehung ein Doppelleben mit einer anderen Frau führte. Nach 6 Jahren folgte eine unschöne Trennung von ihm und seinem Sohn, der für mich wie mein Kind war, also doppelter Schmerz. Ich blieb auf gemeinsamen Schulden sitzen und verlor einen Teil meines Vermögens. Absolut alles fiel wie ein Kartenhaus in sich zusammen. Doch damit nicht genug, verstarb auch noch mein Vater.

Mit meinen seelischen Schmerzen und Trauer im Herzen, lebte ich als 47-jährige Frau auf 30 Quadratmetern und war angewiesen auf Hartz IV. Doch ich wollte kämpfen, ich wollte zurück in meinen finanziellen Wohlstand.

Mit einem Gründungsberater an der Seite ging ich mit meiner Firma in die Selbstständigkeit. Seither arbeite ich voller Freude und aus tiefstem Herzen als Business-Mentoring und coache vorwiegend Frauen im Bereich Business & Lifestyle. Über Potentialanalysen finde ich heraus, welche Stärken sie haben, welche neuen Wege sie gehen dürfen und helfe auch bei der Verwirklichung des Traums in ihrem Herzensbusiness und auch weltweit als „digitale Nomadin" zu arbeiten. Ich motiviere sie, die gesetzten Ziele umzusetzen und zu erreichen, wie sie souverän auf die täglichen Herausforderungen reagieren, ihre Business-Performance steigern und trotzdem ein erfüllendes Familienleben führen können.

Step by step gebe ich mein Wissen weiter, wozu auch das betriebswirtschaftliche Rüstzeug gehört, um mit ihren Ideen erfolgreich zu sein – online oder offline.

Was ich im Überfluss hatte, waren Erwartungen an mich selbst:

Ich wollte die Person und die taffe Geschäftsfrau mit meinem Herzensbusiness sein. Und am liebsten alles auf einmal! Doch je mehr ich um Perfektion kämpfte, desto mehr spürte ich auch die Angst in meinem Nacken. Die Angst "nicht genug zu sein" – bis mein erstes Leben schließlich abrupt mit einem Burnout endete.

„Selbst und ständig" war ich mit meiner Selbstständigkeit, dazu noch Single, so dass ich Zeit hatte und auch nachts an Ideen arbeitete. Ja, ich hatte trotz des ganzen Stresses immer Spaß bei meiner Arbeit - Es ist meine Leidenschaft und ich achtete nicht auf die Warnsignale des Körpers.

Ich entwickelte Ängste, Vergesslichkeit, Depressionen, Rheuma und hinzu kamen die Wechseljahre. Nachts nur 3-4 Stunden zu schlafen, war für mich „normal".

Bei einem Meeting erlitt ich einen Nervenzusammenbruch – das war mega peinlich – ich konnte mit dem Weinen nicht aufhören. Ein Kooperationspartner nahm mich zur Seite, beruhigte mich und meinte, er habe mich schon länger beobachtet und vermute einen Burnout – da er Jahre zuvor ebenfalls einen hatte. Er drückte mir die Visitenkarte seiner Psychologin in die Hand und gab mir den Rat, mir fachliche Hilfe zu holen. Natürlich diagnostizierten die Ärzte Depression & Burnout. Meine Suizidgedanken verschafften mir einen monatelangen stationären Aufenthalt in einer Reha-Klinik in Waren an der schönen Müritz. Mein Alltag bestand jetzt aus psychologischen Gesprächen, Therapien und viel Bewegung.

Die Erkenntnis, dass ich mich nicht für andere Menschen ver-biegen muss, war heilsam für meine geschundene Seele, mir wurde klar, dass ich endlich meine eigenen Wünsche verwirk-lichen darf und ich schwor mir: „Wenn ich wieder gesund werde, ziehe ich ans Meer" und „Ich bleib mir treu", d. h. ich mache nur noch Dinge, die mir ein gutes Bauchgefühl geben und ich mit meiner Entscheidung glücklich bin.

Gesagt, getan – kaum zu Hause setzte ich das viele Wissen aus der Zeit in der REHA in meinem Alltag um. Ich war noch nicht belastbar und konnte nur maximal 10 Stunden in der Woche arbeiten. Ärzte und Psychologen rieten mir, mehr auf mich zu achten, ansonsten könnte ich einen Herzinfarkt oder ein Schlaganfall erleiden und sogar versterben.

Mir war es wichtig, noch mehr Wissen für mich zu erlangen und auch, um anderen Menschen das, was ich durchgemacht habe, zu ersparen, so machte ich eine Weiterbildung als zerti-fizierte Stress- und Burnout-Trainerin (§ 16 SGB).

Weiterhin erkannte ich, dass die Digitalisierung voranschreitet und für mich als auch meine Kunden immer auf dem neuesten Stand zu sein. Also erwarb ich mehr Wissen zu Marketingakti-vitäten im Internet, wie z. B. Brand Building, Suchmaschinen-marketing, Email-, Affiliate-, Social-, Video- und Content-Marketing, Lead Management, Automation, Digitalisierung und stellte mein Business teilweise auf online um. Gesundheitlich ging es mir besser und besser.

Zu meinem 60. Geburtstag erfüllte ich mir zwei Wünsche. Mein beruflicher Erfolg erlaubte es mir, Deutschland den Rücken zu kehren und an die sonnige Costa Blanca zu ziehen. Zuvor hatte ich über mehrere Monate in Spanien nach meinem idealen Ort gesucht und erfolgreich online gearbeitet.

Nach meinem Umzug Mitte 2022 spürte ich das tiefe Glück und wusste, ich habe es tatsächlich geschafft, mir das Leben aufzubauen, was ich mir immer so sehr gewünscht hatte. Spaziergänge am Meer, meine Zeit so einzuteilen, wie ich es möchte, frei zu entscheiden, mit wem ich arbeite.

Mein zweiter Wunsch ging mit der Veröffentlichung von meinem 1. Buch in Erfüllung und es macht mich stolz, dass mittlerweile die 2. Auflage gedruckt wurde.

Heute habe ich endlich das Selbstbewusstsein, von dem ich damals nur geträumt habe. Ich führe ein glückliches, selbstbestimmtes und vor allem freies Leben. Ein Leben jenseits der Angst und stattdessen mit ganz viel Mut und Lebensfreude!

Das Thema Gesundheit ist für uns alle wichtig und ich freue mich sehr, dass ich in diesem Buch Co-Autorin sein darf. Ich habe mich vor ein paar Jahren gefragt, ob ich so sein will, wie andere es von mir erwarten oder ob ich mein eigenes Leben selbstbestimmt leben möchte.

Meine Entscheidung für die zweite Option macht mich sehr glücklich. Wenn ich es geschafft habe, schaffst du es auch. Ich möchte dir Mut machen, wie du deine Resilienz stärken kannst, um sicher und kraftvoll aus einer Krise hervorzugehen. Resilienz ist keine angeborene Eigenschaft. Viele Faktoren spielen bei der Resilienzbildung eine Rolle. Wenn du täglich an deiner Lebenseinstellung arbeitest, kannst auch du deine Resilienz steigern.

Gerade alltägliche Situationen (Arbeitsstress, Streit mit dem Partner oder Kindern, Geldsorgen usw.) kannst du hervorragend nutzen, um Gelassenheit und Zuversicht zu üben. Meisterst du die kleinen Alltagsprobleme entspannter, bist du besser für große Probleme gewappnet. Auf deinem Weg helfe ich dir gerne. Schaue nachfolgend mal nach, wie du in deine Resilienz kommen kannst und was am besten zu dir passt. Versuche positiv zu denken.

Negative Gedanken, Selbstmitleid und schlechte Laune ziehen dich nur runter und helfen dir nicht dabei, ein Problem zu lösen.

Es geht nicht darum, immer die rosarote Brille aufzuhaben, du darfst dich nur nicht dauerhaft runterziehen lassen. Daher setze ich mir in solchen Situationen ein Zeitfenster, z. B.: „OK, du darfst dich jetzt 10 Minuten ärgern", dann ist gut und ich suche nach einer sinnvollen Lösung. Ich fange an, meinen Gedanken eine positive Ausrichtung zu geben und ersetze negative Gedanken durch positive Affirmationen. Hier ein kleines Beispiel:

Negativer Gedanke: „Ich schaff das nicht."

Positiver Gedanke: „Ich schaff es in meinem Tempo."

Sei dir jeden Tag bewusst, dass du dein Leben nach deinen eigenen Vorstellungen gestalten kannst, du fähig bist, Verantwortung für dich zu übernehmen und Herausforderungen zu bewältigen. Diese Gedankengänge helfen dir dabei, an dich zu glauben und dein Selbstwertgefühl zu stärken. Meisterst du eine Krise, halte dir deinen persönlichen Erfolg vor Augen und erinnere dich bei zukünftigen Problemen immer wieder daran. So wirst du selbstbewusster an alle Herausforderungen herangehen.

Verlassen der Opferrolle

Schon durch deine Lösungsorientierung katapultierst du dich aus der Opferrolle. Du nimmst dein Leben selbst in die Hand und versucht deine Situation eigenständig zu verbessern. Darüber hinaus glaubst du an deine Stärken und Fähigkeiten und bist dir sicher, dass du alles schaffen kannst. Mache dir deine guten Eigenschaften bewusst.

Jeder Mensch hat Eigenschaften, die ihm schon über Krisen hinweggeholfen haben. Sonst wärst du jetzt nicht hier. Was schätzen andere an dir? Mache dir deine Stärken und Talente bewusst und sei stolz auf deine Fähigkeiten. Was magst du an dir? Welche Eigenschaft hilft dir in schweren Zeiten besonders? Hast du ein gutes Durchhaltevermögen, bist du zielstrebig oder hast ein offenes Herz? Was hast du bereits in deinem Leben gemeistert? Nimm dir jetzt Zeit und beantworte die Fragen auf einem Zettel. Was mögen deine Freunde an dir? Du wirst sehen, wie stolz du auf dich sein kannst, bei dem, was sich da ansammelt.

Nimm dir Auszeiten

Es ist essenziell, dass sich jeder Mensch ab und zu ein bisschen Ruhe gönnt. Egal wie hilfsbereit, ehrgeizig und zielstrebig du bist, Pausen sind notwendig, um neue Kraft zu tanken. Auch das hilft dir in Krisenzeiten. Trage dir in deinem Terminkalender jeden Tag Zeit für dich ein und halte sie auch ein! Ich schreibe z. B. „14 Uhr: Kaffeetrinken mit Regina" auf und dann genieße ich in einem schönen Restaurant in Ruhe einen Kaffee mit mir. Auch wenn du nicht am Arbeitsplatz wegkannst, hilft diese Achtsamkeitsübung: Nimm ein paar tiefe Atemzüge, rieche an deinem Kaffee, lass den Duft auf dich wirken, dann den Geschmack und zelebriere eine kleine Auszeit für dich.

So gewinnst du etwas Abstand und kannst später mit neuer Energie und vielleicht sogar neuen Ideen an die Bewältigung eines Problems herangehen. Oft braucht eine andere Krise auch eine andere Bewältigungsstrategie. Lasse deiner Kreativität freien Lauf und nimm dir Zeit, über neue Lösungsansätze nachzudenken. Tätigkeiten, bei denen du vollkommen entspannen kannst, helfen dir dabei, z. B. Sport, Spaziergehen am Wasser, im Park, im Wald oder ein schönes Schaumbad.

Suche dir ein stabiles soziales Umfeld

Vor allem in schwierigen Zeiten ist es wichtig, dass du dich auf dein soziales Umfeld verlassen kannst: Familie und Freunde können der Schlüssel zu einer erfolgreichen Krisenbewältigung sein. Auch zwischenmenschlich sollte man an Beziehungen arbeiten, dass man dir gerne hilft, wenn es nötig ist. Halte liebevolle Kontakte durch kurze tägliche Gesten aufrecht, jeder freut sich über einen Anruf oder eine Nachricht. Halte dich fern von negativ denkenden Menschen, diese ziehen dich runter. Narzissten (sofern du sie erkennst) verbannst du am besten direkt aus deinem Umfeld. Ihnen fehlt es an Empathie, sie können sich nicht in andere Menschen hineinversetzen, denn sie sind nur auf sich selbst fixiert. Ihnen fehlt das nötige Mitgefühl, um zu verstehen, was Worte, Taten oder Handlungen bei anderen auslösen können.

Setze deine Erwartungen nicht zu hoch an

Viele Krisen werden durch zu hohe Erwartungen an sich selbst oder andere ausgelöst. Ob es nun Leistungsdruck von der Uni oder im Job ist, ein sportliches Ziel oder eine strenge Diät, oft sind die Maßstäbe zu hoch angesetzt und für viele Menschen nicht erfüllbar. Das Streben danach, Außergewöhnliches zu leisten, dazu die ständige Angst, einen Fehler zu machen, ist belastend. Körper und Geist können sich irgendwann nicht mehr erholen, was zu Krankheiten führt. Perfektionisten erleiden besonders häufig einen Burnout. Ein Misserfolg kann dein

Selbstbewusstsein beeinträchtigen. Scheitern gehört zum Leben, nur so kannst du lernen, also akzeptiere die Situation und finde einen anderen Weg für dich.

Nimm Hilfe an

Die Unterstützung anderer Menschen ist in jeder Krisensituation hilfreich. Grundvoraussetzung dafür ist allerdings, dass du diese Hilfe auch annimmst. Sei offen gegenüber Veränderungsvorschlägen und weise nicht jeden Wandel grundsätzlich von dir. Nur durch Veränderung kannst du wachsen. Auch professionelle Hilfe empfehle ich dir.

Sei authentisch

Wenn du dir selbst treu bleibst, lässt du viel weniger Stress an dich heran. Musst du dagegen immer wieder Werte und Ziele anderer vertreten und Entscheidungen treffen, hinter denen du nicht stehst, wirst du auf Dauer unglücklich werden. Versuche nach deinen Werten und deinem Gefühl zu handeln. Hast du ein Ziel? Was ist dir im Leben wichtig? Bedenke dabei die verschiedenen Bereiche des Lebens: Karriere, Liebesleben, Freundschaft, Familie und Freizeit.

Prokrastination – Eigentlich eine Entscheidungsblockade

Das Treffen von Entscheidungen fällt dir leichter, wenn du weißt, was du willst. Es wird schwerer, wenn insgesamt die Richtung unklar ist. Statt aber zunächst sich über das Warum und Wohin klar zu sein, konfrontieren sich viele Menschen sofort mit dem Wunsch nach richtungsgebenden Entscheidungen und schrecken gleichzeitig vor ihnen zurück, weil sie in ihrem Innersten fürchten, sich mit dem Ergebnis nichts Gutes zu tun: Das eine zu tun kann immer auch bedeuten, das andere zu bereuen. Vor diesem Dilemma lässt sich am leichtesten eine Pause einschieben, das Aufschieben von Entscheidungen bedeutet Aufschub der Erfahrung, dass sich die getroffene Entscheidung eventuell als falsch erweisen wird.

Dass dahinter ein systemischer Denkfehler steckt, vielleicht auch die Vorstellung von Perfektion oder unbegrenzter Verantwortlichkeit, sagt uns unser Verstand. Unser Bauch aber hält sich mit der Entscheidung „im Zweifel" trotzdem zurück, und bremst das Handeln gleich mit aus. Anstehende Entscheidungen können belastend sein. Es ist jedoch wichtig, Eigenverantwortung zu übernehmen und wichtige Entscheidungen zu treffen, um im Leben weiterzukommen. Schiebst du eine Entscheidung immer weiter auf und wartest die passende Gelegenheit ab, schränkst du dich damit nur selbst ein. Wenn du erst einmal eine wichtige Entscheidung getroffen hast, wirst du merken, wie befreit du dich fühlst. Versuche auch kleine Entscheidungen nicht vor dir herzuschieben. So bekommst du eine Routine und tust dich auch in schwierigen Fällen leichter. Gerade heute, in Zeiten von permanenter Informationsüberladung, Burnouts und Depressionen sind emotionale Stabilität und mentale Klarheit entscheidend. Unsere persönliche Resilienz bestimmt unsere seelische und unsere körperliche Gesundheit. Dabei geht es nicht darum, Gleichgültigkeit zu fördern. Im Gegenteil: Resilienz bedeutet, die faszinierende, aber mitunter auch beängstigende Unkontrollierbarkeit des Lebens bewusst zu akzeptieren und dennoch seinen Weg zu gehen.

Mit meinen obigen Zeilen möchte ich dir Mut machen, für deine Schritte auf dem Weg zu dauerhaft höherer Lebensqualität. Stärke dein Selbstvertrauen, finde zu mehr Gelassenheit und Achtsamkeit. Du bist der optimistische Gestalter deines eigenen Glücks. Und ich kann dir nur sagen: Es ist jede Mühe wert! Nimm dir Zeit für dein Leben. Zeit für mehr Resilienz!

Wir haben zwei Leben – das zweite beginnt in dem Moment, in dem wir erkennen, dass wir nur eines haben. (Konfuzius)

Kapitel 22

von Eva-Maria Christine Bruckner

VOM BURNOUT ZUM LIFELOVER MENTALE GE-SUNDHEIT - LUXUS DER NEUEN ZEIT

Eva-Maria Christine Bruckner

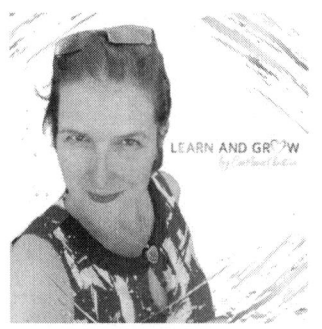

Eva-Maria Christine hat 2 Jahre nach der Geburt ihres ersten Kindes ein Burnout gehabt. In der Zeit danach hat sie sich damit beschäftigt, was sie wirklich in diesem Leben machen und ihren Kindern weitergeben möchte.

Inzwischen ist sie eine beliebte Autorin und Moderatorin. Sie hat ihren eigenen Youtube-Kanal und Podcast und ist regelmäßig auf Facebook live.

Sie hat sich von ihren Onlineshops getrennt und auf das fokussiert, was sie inzwischen als ihre Lebensaufgabe bezeichnet:

Nun unterstützt sie mit ihrer Arbeit als Business Medium, Astrologin und Social Media Trainerin auch andere dabei, ihren Weg zu erkennen und sich und ihr Business zu zeigen. Aber nicht irgendwie, sondern vollkommen authentisch und mit viel Spaß und Freude, denn die psychische Gesundheit ist nur gewährleistet, wenn man sinnerfüllt und glücklich ist bei dem, was man tut.

Hier gehts zu Facebook:

https://www.facebook.com/emcbruckner

Hier gehts zu LinkedIn:

https://www.linkedin.com/in/emc-bruckner/

Mentale Gesundheit wird leider immer mehr eine Seltenheit, stattdessen gibt es immer mehr Menschen, die an Depressionen leiden oder kurz vor dem Burnout stehen. Das muss nicht so sein. Routinen und auch radikale Selbstannahme können einen dabei unterstützen, mental gesund zu bleiben. In diesem Kapitel erzähle ich von meiner Geschichte vom Burnout zum Lifelover.

Vom Burnout zum Lifelover Mentale Gesundheit - Luxus der Neuen Zeit

Als die Ärztin mir sagte, ich könnte mein Baby verlieren, wenn ich so weiter arbeite, spürte ich im ersten Moment eines: Erleichterung.

Selbstverständlich hatte ich auch Angst um mein Baby und wollte auf keinen Fall, dass meinem Sohn etwas passiert. Aber das Gefühl aufhören zu können, eine "Ausrede" zu haben, um nicht mehr arbeiten zu "müssen", dieses Gefühl war so befreiend.

Schon Monate davor spürte ich, dass etwas nicht stimmt. Ich habe es immer geliebt zu arbeiten, war ein fröhlicher und aufgeschlossener Mensch. Ich war immer gerne für andere da und habe auch den Kundenkontakt geliebt. Aber mit der Zeit verschwand mein Lächeln.

Wobei, nein, das stimmt nicht ganz. Nach außen hin habe ich schon oft gelächelt, aber im Inneren nicht mehr.

Ich habe die Fassade aufrechterhalten.

Ich habe getan, was von mir erwartet wurde.

Ich wollte beweisen, dass ich auch mal an etwas dranbleiben kann.

Doch was war das Problem?

Ich hatte einen Onlineshop, zufriedene Kunden, mir eine Strategie überlegt, wie ich das Projekt größer aufziehen kann und vieles mehr.

Ich hatte einen Partner, der finanziell abgesichert war und mit dem ich auf teure Urlaube gehen konnte.

Trotzdem wurde ich immer genervter, hatte immer weniger Freude daran, mit meinem Sohn zu spielen und in der zweiten Schwangerschaft hatte ich Schmerzen ohne Ende. Im Gegensatz zu meiner ersten Schwangerschaft, wo ich mehr Energie hatte und mich auch sehr gesund ernährte, habe ich nun alles, was ungesund war, in mich hineingestopft und verzweifelt versucht, mit Schokolade und Co. Glücksgefühle zu erzeugen, die halt einfach nicht mehr da waren.

Als ich nun also hörte, dass ich aufhören muss zu arbeiten, war dieses große Gefühl der Erleichterung da und die Hoffnung, dass dadurch alles besser wird.

Ich nahm mir vor, einfach nix zu machen, nur für die Familie da zu sein und wenn die Arbeit weg ist, wird schon alles besser werden. So zumindest der Gedanke.

Doch so war es nicht.

Schon nach ein paar Wochen stellte ich fest, dass sich die Situation eher verschlimmerte. Doch die Geburt meines zweiten Sohnes stand kurz bevor und mit den Schmerzen, aber auch dem Druck im außen (meine beruflichen Auszeiten fanden trotz der Umstände nicht alle gut) versuchte ich weiter den Fokus zu halten auf das Einzige, was in dem Moment wichtig war: Mein Baby.

Immer in der Hoffnung, dass wenn erstmal die Schmerzen weg sind und ich mich ganz auf mein Sein als Mutter konzentriere, alles wieder gut wird.

Doch schon bald stellte ich fest, es ist einfach nicht so wie beim ersten Mal. Bei der Geburt hatte der Große Röteln bekommen und wir konnten nicht zusammen sein. Angst ums Baby, wieder Stress ...

Und auch, als alle wieder gesund waren, spürte ich immer mehr ... nur Mutter und zuhause zu sein, nicht mehr zu arbeiten, bereitete mir fast mehr Stress als damals die Arbeit und der wenige Schlaf.

Also habe ich das gemacht, was ich aus früheren Coachings und all meinen Erfahrungen schon lernen durfte: Radikal ehrlich reflektieren.

Wie war ich früher, als es mir gut ging?

Wann war der Punkt, wo es sich geändert hat?

Aber vor allen Dingen: Wie kann ich das wieder ändern?

Die Antwort war dann relativ schnell gefunden:

Es war nicht die Arbeit.

Es war nicht die Ernährung, die ungesund wurde ... Wobei das eine Folge war aus den anderen Faktoren.

Es war auch nicht der wenige Schlaf. Diese Phasen hatte ich immer wieder, ich weiß z. B., dass ich selbst im Sommer viel weniger Schlaf brauche als im Winter.

Es war ein einziger Faktor.

Wie ein Dominostein, der alles andere zum Umfallen gebracht hat:

Ich war schon immer ein wenig anders.

Und es war auch in Ordnung, dass ich einen Teil dieses "anders" sein (sprich meine Fähigkeiten als Medium) versteckt habe.

Aber der Wendepunkt kam, als ich mich selbst komplett aufgegeben hatte.

Es gab einen Punkt, wo ich meine Werte, meine Überzeugungen und alles, wofür ich immer gestanden habe, aufgegeben habe, weil ich zu einer Gruppe von Menschen gehören wollte.

Ich habe mich angepasst, in einem Ausmaß, das nicht gut für mich war und mich immer mehr aufgefressen hat.

Die Wende kam, als ich wieder zurück zu mir gekommen bin.

Viele Tools und auch meine Ausbildungen haben mir auf diesem Weg geholfen. Der Übergang war nicht so leicht, denn ich durfte erstmal wieder verlernen, es allen recht machen zu wollen. Das kam nicht bei allen gut an :) Ganz im Gegenteil.

Es war aber eine der wichtigsten Entscheidungen: Mich in die erste Reihe zu stellen!

(Danke an der Stelle an Hilde Fehr – eine meiner Mentorinnen)

Mich selbst, meine Wünsche und Bedürfnisse zu sehen und dafür selbst zu sorgen, dass sie erfüllt werden.

Doch diese Schritte zurück zu mir haben sich ausgezahlt, besonders dieses neu kennenlernen und sich verlieben lernen in mich selbst.

Mentale Gesundheit und Routinen sind ein wesentlicher Bestandteil meines Lebens geworden.

Und der für mich wichtigste Teil davon war radikale Selbstannahme. Es gibt da draußen jede Menge wundervoller Tools wie Astrologie, Human Design usw. Wie das jeder für sich macht, ist sicher individuell.

Aber für die mentale Gesundheit gehört für mich dazu, dass man sich selbst lieben und annehmen kann. So wie man ist, in jedem Moment. Mit all den vermeintlichen Fehlern und all den Entscheidungen, die man getroffen hat. Alles ist Teil unseres Lebens und letztlich zählt nur, dass man aus allen Erfahrungen etwas lernen und mitnehmen kann.

Dankbarkeit ist ebenso ein essentielles Element für mich geworden.

Mentale Gesundheit bedeutet für mich, dass ich mir ein Umfeld geschaffen habe, mit dem ich offen reden kann und wo ich auch mal um Hilfe bitten kann.

Mentale Gesundheit ist für mich außerdem, sich jeden Tag gut um sich selbst zu kümmern. Für ausreichend Schlaf, Entspannung, aber auch ausgleichende Tätigkeiten zu sorgen, wie z. B. kreativ sein und Sport betreiben. Das Leben besteht nicht nur aus Arbeit, auch wenn einem diese noch so viel Freude bereitet.

Mentale Gesundheit ist für viele ein Luxus geworden. Wenn man täglich auf sich selbst achtet und auch seinen persönlichen Werten entsprechend lebt (und die sind sehr individuell und wie sie gelebt werden, ist bei jedem anders), dann werden wir auch oft dazu aufgefordert, Stellung zu beziehen. Für viele ist das in Zeiten von Corona ein großes Thema geworden und wichtiger denn je.

Für die mentale Gesundheit ist es wichtig, DEINE Werte zu leben und DICH sowie DEINE Art zu leben voll anzunehmen und zu vertreten, egal was andere sagen.

Und so habe ich mich damals auf den Weg gemacht. Auf den Weg zu mir selbst, meiner Berufung, meinem Leben, das ich schon vermisst hatte.

Vom Burnout kam ich so immer mehr ins Leben zurück und habe mich neu ins Leben verliebt.

Inzwischen habe ich Träume verwirklicht, die schon lange auf meiner Löffelliste standen.

Ich war Bungeespringen, Indoor Skydiving, im Moment lerne ich Boxen, um nur ein paar Beispiele zu nennen, und ich lebe auch meine Berufung und wachse täglich mehr hinein.

Ich habe mein Lachen wiedergefunden, aber gebe ebenso anderen Emotionen den Raum, denn auch da habe ich mich davon verabschiedet, alles wegzudrücken.

Ich habe weiterhin Phasen, wo ich wenig schlafe und Phasen, wo ich viel schlafe. Aber ich achte auf meinen Körper und tue, was mir gut tut und nicht so, wie es mir andere empfehlen. Denn niemand kennt mich so gut wie ich.

Mentale Gesundheit ist kein Luxus.

Sie sollte die Basis sein, denn nur, wenn wir selbst gut für uns sorgen, können wir auch mit all unseren Fähigkeiten die Welt bereichern.

Ein gesunder Geist ist ebenso wichtig wie ein gesunder Körper.

Deshalb ist mein Wunsch für alle, die das lesen:

Findet heraus, was euch selbst glücklich macht, egal was andere sagen.

Und auch, wenn es im ersten Moment Änderungen mit sich bringt, die sich nicht so gut anfühlen. Der Weg zahlt sich aus. Denn wenn man sich selbst und die persönliche Strategie (wie ich auch immer diese für dich aussieht) erstmal gefunden hat, kann dich nichts mehr aus der Bahn werfen.

Mein Weg sind tägliche Routinen und Achtsamkeit, dein Weg ist vielleicht ein anderer.

Wichtig ist nur, dass du ihn gehst.

Alles Liebe,

Eva-Maria Christine

Kapitel 23
von Nicole Tanja Lorenz-Gruben

ZWIEGESPRÄCH

Nicole Tanja Lorenz-Gruben

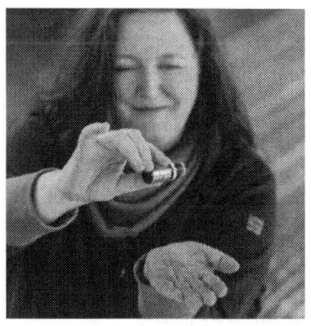

Nicole ist als Öle-Schamanin von Köln durch viele Symptome zu der Person geworden, die sie heute ist. Selbstheilung, vollständiges Erwachen der Ich-Kraft, göttliches Bewusstsein und Reichtum in allen Dimensionen, sind die Bereiche, in denen sie forscht und wirkt. Mit Humor, Lust am Leben und großer Empathie begleitet sie dich ein Stück deines Wegs, wenn du deinem Leben erlaubst, dich zu erfüllen.

Hier gehts zur Homepage:

https://reichtumskongress.com

Als ich mir bei einem Gespräch lauschte, welches das große Ich und das kleine Ich führten, begriff ich, um was es wirklich geht. Ich verstand den Sinn von Symptomen und die Lösung. Ich erhielt die Antwort auf mein tiefstes Sehnen.

Zwiegespräch

Zwiegespräch

Neulich lauschte ich einem Gespräch in mir drin. Mein kleines Ich und mein großes Ich unterhielten sich.

„Sag mal großes Ich, was ist eigentlich Gesundheit - und wie genau geht das?", fragte das kleine Ich.

„Gesundheit und Krankheit sind die beiden Pole, zwischen denen das Leben stattfindet", erklärte das große Ich.

„Wenn es Pole sind, muss der eine immer auch da sein, selbst wenn gerade nur der andere im Fokus ist."

„Aber wenn ich immer nur nach dem einen strebe und den anderen weghaben will, verliere ich endlos viel Energie für nichts! Denn der andere wäre ja dann immer noch da!", stöhnte das kleine Ich.

„Wo läge denn da der Sinn?", fragte es mit sehr weit hochgezogenen Augenbrauen. Ein weises Schmunzeln huschte dem großen Ich über das Gesicht.

„Weißt du", sagte es sehr langsam und mit aller Geduld der Welt in der Stimme, „im Grunde ist es ja so: Wenn es dir gelingt, in der Mitte zu leben, geht es dir gut.

Dein Körper ist seelisch betrachtet Ausdruck all dessen, was dir nicht bewusst ist. Es gibt hauptsächlich 3 Gründe:

Lebst du irgendeinen Aspekt deines Seins nicht, kannst du einen Konflikt nicht alleine lösen, oder hast du dich selbst vergessen, bewegst du dich automatisch Richtung Krankheit.

Die Krankheit ist im Grunde neutral. Sie ist immer der Versuch deines Körpers, dich wieder in die Balance zu bringen."

„Aber aber aber", stotterte das kleine Ich. „Auch wenn es weh tut?" „Ja." „Auch wenn mir dabei schlimm zumute ist?"

„Ja! Selbst wenn du daran stirbst", sagte das große Ich. „Das passiert so lange, bis du dich erinnerst!" „Aber woran denn nur?" Das kleine Ich hatte große Denkerfalten auf der Stirn.

„Daran, dass du göttlich bist. Dass du niemals vom Göttlichen getrennt warst und dass alles, was geschieht, eine Chance ist, in deine wahre Größe zu wachsen."

„Na du hast gut reden!", maunzte das kleine Ich. Das große Ich sah das kleine Ich an und sagte: „Weißt du noch, als du dich auch von mir getrennt gefühlt hast? An die Zeit, als du voller Angst die Lösungen für alle Probleme im außen gesucht hast? Du warst verzweifelt, traurig und überfordert. Dein Nervensystem war im Dauerkampfmodus, in deinen Organen herrschte

Stress und du wusstest nicht mehr, bei welchem Symptom du anfangen solltest."

„Ja, stimmt." Das kleine Ich erinnerte sich noch sehr gut an die Zeit, als es sich verlassen, klein und wertlos gefühlt hatte. Die Erinnerung an die Scham und die Schuld taten immer noch weh. Und naja, genau genommen war die Angst immer noch fühlbar. Immer dann, wenn es vergaß, dass es jederzeit zum großen Ich gehen konnte, um sich zu verbinden. Das große Ich war immer da, aber es konnte funken wie es wollte. Was auch immer es tat, wenn das kleine Ich aus der Verbindung gefallen war, kamen die Impulse einfach nicht mehr bei ihm an. Es war nicht so, dass das große Ich es abgelehnt oder es gar verlassen hätte. Es war nur machtlos gegen das Vergessen. „Erinnern …", sinnierte das kleine Ich. „Aber dann habe ich mich ja erinnert." Das große Ich strahlte.

„Ja, das hast du sehr gut gemacht!" „Ich hatte ja noch ein bisschen Intuition und eine sehr vage Ahnung, dass da noch was war. Ich wurde ganz rastlos, bis ich die richtige Formulierung gefunden hatte. In den ungezählten schamanischen Reisen zu dem, was ich wirklich bin, sind aber auch wirklich eine Menge Hindernisse aufgetaucht. Alte karmische Verstrickungen, alte Pakte, Verträge mit Herrschern, viele traumatische Erlebnisse, Inkarnationswächter, Dimensionswächter, ererbte Verträge, Zugehörigkeitsgelübde, Abschwörungen auf meine wahre Größe, Flüche, Schwüre, Besetzungen, Dämonen …. Da war echt viel zu tun." „Ja, und du hast das alles gemeistert. Ich bin so stolz auf dich."

„Was hast du eigentlich in der Zeit gemacht?", fragte das kleine Ich mit großen Augen. „Ich war da. Ich war einfach die ganze Zeit hier und hab mich auf den Moment gefreut, in dem du mich wieder hören und fühlen kannst. Ich hab mit dir mitgefühlt und dich gesegnet."

„Was hättest du denn gemacht, wenn ich es nicht geschafft hätte?"

„Das konnte gar nicht passieren. Das war nur eine Frage der Zeit. Vielleicht hätte es noch ein oder zwei Inkarnationen gebraucht. Aber ich war mir immer sicher, dass du das schaffst. Und als du dann die Öle entdeckt hast, war ich mir ganz sicher, dass du es bald schaffst. Immer wenn ich den Duft des Weihrauchs in der Nase hatte, wusste ich, der Tag ist nicht mehr fern. All die Pflanzenseelen, die ihr Bewusstsein mit deinem verwoben haben, um sich auch zu erinnern. Erinnerung ist ein natürlicher Vorgang und der Impuls dazu ist allen Wesen gegeben. Einem jeden zu seiner Zeit."

„Also meinst du, dass all meine Krankheiten mir im Grunde helfen wollten, mich zu erinnern?" „Ja! Weil es dir weh getan hat, hast du dich auf den Weg gemacht. Sieh nur, was du alles gelernt hast. Seit du die Zusammenhänge zwischen Krebs, Depression und unterdrückter Ich-Kraft begriffen hast, kommst du mir schon sehr viel näher. Als du erlebt hast, dass deine Lust und deine Kreativität der Zugang zu deiner Schöpferkraft sind, hast du deine Autoimmunerkrankung gezähmt. Und hinter jedem Symptom, das dich plagt, liegt die Einladung, dich an mich zu erinnern, bis wir wieder vollständig eins sind.

Erinnerung ist wie Licht. Sie erleuchtet jede, auch noch so dunkle Ecke."

„Aber warum kann ich nicht einfach hier bei dir bleiben? Für immer!", fragte das kleine Ich. „Hier bei dir ist immer alles einfach und klar. Keine Macht der Welt kann mich hier verletzen. Ich weiß genau, wer ich bin, was ich bin und warum ich in einem Körper lebe. Und alles ist wie eine große Gnade und ich fühle mich reich und gesegnet." „Das lernst du ja gerade", sagte das große Ich voller Wärme. „Deine Entscheidung, dich selbst zu lieben und dir zu vergeben, ermöglicht, dass du vollkommen mit mir verbunden bist. Bei jedem Schritt und mit jedem Atemzug kannst du mich dann fühlen." Das kleine Ich lächelte selig. „Und du bist dir ganz sicher, dass das der Weg ist?", fragte es schüchtern. „Ganz sicher." „Gut - dann liebe ich mich vollkommen und nehme mich an, mit allem was ICH BIN."

Kapitel 24
von Heike Ott

KLANG, DIE MEDIZIN DER NEUEN ZEIT UND ZARTE BRÜCKE ZUM GANZHEITLICHEN COACHING- DEINE GESUNDHEIT IN DEINEN HÄNDEN

Heike Ott

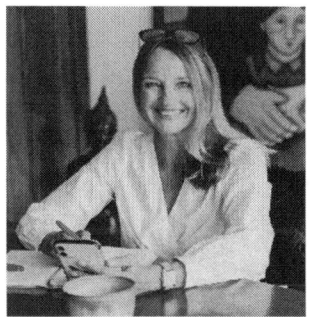

NUR IN DER GEGENWART KÖNNEN WIR BEWUSST ER-SCHAFFEN

D ie Autorin Heike Ott ist eine bekannte und aner-
kannte Yogalehrerin, Klangtherapeutin und Coach für
Persönlichkeitsentwicklung. Heike wurde 1969 in
Nordbayern geboren. Seit jeher interessiert sie sich für die Natur und die Spiritualität. Ihre Lebensphilosophie und ihr Lebensstil wurden durch ihre langjährigen Auslandsaufenthalte in
Asien stark geprägt und belebt. Gegenwärtig lebt und arbeitet

sie in Süddeutschland und ist Mutter von zwei erwachsenen Söhnen. Heike lebt und verkörpert ihre Berufung aus einer tiefen inneren Verbundenheit. „Mein großes Herzensziel ist eine kontinuierlich wachsende Community, in der kollektiv die Frequenz für mehr Freude und Liebe angehoben wird - für eine friedliche und glückliche Welt." Quelle: Das Rauhnacht-Tagebuch der Neuen Zeit von Heike Ott.

Hier gehts zur Homepage:

https://heikeottyoga.com

Hier gehts zum Newsletter:

https://bit.ly/3WymyIJ

Hier gehts zu YouTube:

https://bit.ly/3FJJrCw

Hier gehts zu Instagram:

https://bit.ly/3BUanhL

Klangtherapie ist die Medizin der Neuen Zeit und eine zarte Brücke zum ganzheitlichen Coaching. Die heilsamen Klänge sind ein magischer Weg vom Funktionieren zurück zum Fühlen. Ein Weg in die Achtsamkeit, Bewusstwerdung und somit eine Transformation in die Selbstwirksamkeit. Durch die Klänge und das Coaching fühlst du dich wieder in deiner eigenen Kraft, erkennst und lebst deinen ureigenen Seelenweg.

KLANG, DIE MEDIZIN DER NEUEN ZEIT UND ZARTE BRÜCKE ZUM GANZHEITLICHEN COACHING - DEINE GESUNDHEIT IN DEINEN HÄNDEN

In der östlichen Vorstellung ist der Mensch aus Klang entstanden. Der Mensch ist somit Klang oder Schwingung und besitzt so sein ureigenes Schwingungsmuster.

Der Klang der Atmung, der Klang des Herzens, der Klang der Stimme ist immer in Veränderung, mal lauter, mal leiser, zarter, kraftvoller – klangvoll in Bewegung.

Schon im Mutterleib erklingen wir und empfangen Klänge. Mit der Geburt, dem ersten Schrei, um Luft zu holen und mit dem Tod, dem Ausatmen – klingen wir aus.

Das Vorher und Nachher in der Klangenergie und dem Coaching sind immer wieder faszinierend. Da ist dieses Leuchten in den Augen, das In-sich-Ruhen, die Glückseligkeit, Frieden, wahre Liebe und Selbstbewusstsein wahrzunehmen, ein Zugang zu anderen Welten oder in die wahre Welt?

Nada Brahma, die Welt ist Klang (Joachim E. Berendt) und ganzheitliches Coaching – Vertraue deinem Leben.

WAS IST KLANGTHERAPIE?

Durch das Empfangen der Klänge beginnen wir wieder mehr zu fühlen, werden lebendiger. Klang, ein sanfter Einstieg zum Bewusstwerden.

Viele Menschen sind sich oftmals gar nicht bewusst, dass sie „nur noch" funktionieren oder sie fühlen sich gar nicht mehr, sind abgestumpft.

Die Klangtherapie ist eine sanfte Methode, vom reizüberfluteten und zunehmend stressbeladenen Alltag loszulassen, um mit sich wieder mehr im Einklang zu sein, sich wieder mehr bewusst zu fühlen.

Musik wie auch Klänge beleben und machen glücklich. Die sanften Klänge der Instrumente sind reiner Balsam für die gestresste Seele, berühren und erstaunen selbst Menschen, die von sich behaupten, nicht so leicht entspannen zu können.

Die obertonreichen Töne, auch „harmonics" genannt, harmonisieren und öffnen neue, heilsame Räume für eine klare Wahrnehmung und ein kraftvolles Mindset. Diese ebnen den Zugang zum Unterbewusstsein.

In der Klangtherapie werden die Instrumente entweder direkt auf dem Körper aufgelegt, hier sind die Klänge hörbar und direkt spürbar. Oder während einem Klangbad/einer Klang-Meditation sind die Instrumente im Raum aufgestellt, ein Gefühl von einem Klangteppich (Resound) ist erfahrbar. Der Körper geht in Resonanz mit den Klängen und nimmt diese als zarte Berührung und Vibration wahr.

Die Klangtherapie wirkt ganzheitlich. Auf physischer Ebene fühlt man sich kraftvoll, motiviert und dennoch leicht. Der Energiefluss wird aktiviert und entgiftet körperlich wie auch mental. Es fördert die Schmerzlinderung. Geistig schenkt sie

Harmonie und hebt die eigene Frequenz zur Freude und Liebe an. Diese Erfahrungen beleben das eigene Selbstvertrauen.

Warum Klangtherapie?

Ein Wort ist kraftvoll, deine Ausstrahlung, wie du schwingst ist kraftvoller.

Durch den eigenen Klang bringt man sich zum Ausdruck, er zeigt ganz ehrlich und unverblümt auf, wie man sich gerade fühlt. Wenn man mit sich und der Umwelt im Einklang ist, strahlt man sein wahres Selbst aus.

„Alles ist Schwingung" - möglicherweise sind die Worte bekannt. Auch wir Menschen schwingen, ständig senden wir Informationen in Form von Körperhaltungen, Gedanken und Emotionen aus. Das bedeutet: Wir können nicht „nicht kommunizieren". Wir sind im ständigen Austausch mit unserer Umwelt.

Eine Klangbehandlung ist eine Klangreise, eine Reise zu sich selbst.

Da Klänge Informationen transportieren, ist es sehr wertvoll, die Reise immer mit einer Absicht, einem Ziel anzutreten. Beide, Geber und Empfänger bringen diese Absicht mit auf die Reise.

Durch die Klangenergie-Anwendung werden die Gehirnwellen positiv beeinflusst.

Durch das Erklingen der Instrumente und den Reichtum der Obertöne erfährt man den Zustand einer Trance, welche sich im Theta- und Delta-Bereich befindet, was auch z. B. während einer Meditation erfahrbar ist.

Auf diesen Ebenen wird es möglich, die kreisenden Gedanken des Alltags zu entlassen. Hier gibt es weder Raum noch Zeit. Man befindet sich auf einer Ebene, wo alles weit ist und man sich gefühlt im Licht auflöst.

Die Schwingung der Klänge zeigen deutlich auf, wo sich Dissonanzen im Körper befinden. Jegliche Anstrengungen, Verkrampfungen und immer kreisende Gedanken verlieren an Kraft. Manchmal löst es sich zart auf und manchmal stupst es ein wenig mehr an und das, ohne zu verletzen.

Die Klangtherapie fördert die positive Körperwahrnehmung.

Der Weg führt zurück zum Ursprung, man fühlt sich im Einklang mit sich und der Umwelt zutiefst verbunden.

Viele berichten von einem Schwebezustand, ein Sich-Auflösen, inneren Reichtum, frei sein, tiefstes Vertrauen, feinfühlig und eine nie erahnte Weite.

In dieser gefühlten „Leere" oder Freiheit, wo bereits alles vorhanden ist, erfährt man eine tiefgründige Begegnung mit seinem wahren Selbst.

In dieser zarten Verbundenheit des Einsseins zeigen sich die waren, tiefgründigen Wünsche, die aus der Seele reifen und sie öffnen das Tor für eine Neuorientierung hin zum Ganzheitlichen, zum natürlichsten Zustand.

Die Polaritäten von Klang und Stille schmelzen ineinander. Es ist der Ton, das Vakuum in der Stille, was die Heilung birgt. In dieser Stille scheint sich alles aufzulösen, sich zu vereinen, man fühlt sich holy, heilig, ganz. Die Selbstheilungskräfte sind angeregt.

Die Klangenergie erweckt die eigene Kreativität, die innere Bilderwelt und lässt den Mut spürbar werden. Mut, zu sich zu stehen.

Nach der Klangerfahrung, wo sich der wahre Reichtum zeigt, wird man sich den eigenen Bedürfnissen und Werten bewusst, was ein Meilenstein für einen Neubeginn mit seinem Leben ist.

Das ist der Moment, wo die Brücke zwischen der Klangenergie-Arbeit und dem ganzheitlichen Coaching stattfindet.

Klangenergie-Arbeit & Behandlungsmethoden

In der Klangtherapie können verschiedene Instrumente angewandt werden.

∞ Klangschalen

∞ Monochord

∞ Stimmgabeln/Phonophorese

∞ Solfeggio Kristallstäbe

∞ Gongs

KLANGSCHALEN

Ausdehnung und Verjüngung

Die von der Klangschale auf den Körper übertragenen Schwingungen lassen sich bildhaft in etwa so vorstellen – wenn man einen Stein ins Wasser wirft, werden dort Schwingungen sichtbar. Dasselbe geschieht über die Klangschalen in unserem Körper, welcher bis zu ca. 80 % aus Flüssigkeit besteht. Das bedeutet, dass jede einzelne Zelle in Bewegung – in Schwingung versetzt wird. Wasser wird den Emotionen zugeordnet, was bedeutet, Gefühle können transformiert werden.

Durch die Anregung der Zellen können diese sich regenerieren. Eine beschleunigte Zellerneuerung findet statt – dies führt mitunter zu einer Art Verjüngungskur. Die Augen glänzen, die Ausstrahlung wirkt frischer, die Haut strahlender. Ein Zeichen, dass eine Klangmassage gefühlter erlebt und gehört wird.

Wir werden ruhiger, zufriedener, gelassener und mit uns selbst verbundener. Wir sind mit uns im Einklang. Die Klänge gehen in Resonanz mit allem in uns. Es entsteht Raum für Neues und wir fühlen uns in der Lage, Altes loszulassen.

MONOCHORD

Eine Brücke in andere Welten

Das Spielen der Saiten des Monochords wirkt sehr fein auf die Bänder und Sehnen wie auch die Muskulatur und aktiviert die Körperzellen. Anspannungen lösen sich auf. Das Monochord transportiert obertonreiche Töne, welche den Empfangenden in ein Gefühl des „nach Oben getragen" eintauchen lässt. Es ist eine tiefe Berührung mit dem „All-Eins-Sein."

STIMMGABEL/PHONOPHORESE

Tiefe Berührung durch feine Schwingungen

Die Stimmgabeln kann man nur ganz zart hören, es ist ein Instrument, das durch die Berührung der Haut und Knochen sehr tief in den Körper eindringt. Mit den Stimmgabeln kann man gezielt, wie bei einer Akupunktur, behandeln. Eine weitere Behandlung ist auch z. B. über die Fußsohle möglich, hier wird die Energie in der Wirbelsäule und auch den Chakren zum Fließen gebracht. Stimmgabeln können wie eine kosmische Hausapotheke für Alltagsbeschwerden angewandt werden.

SOLFEGGIO/KRISTALLSTÄBE

Lichte Klänge, tiefe Berührung

Das Hören der Frequenzen kann eine heilende Wirkung auf den Körper und die Seele bewirken. Die Klänge und Schwingungen stoßen die Selbstheilungskräfte an und unterstützen, Stress abzubauen. Sie spenden Harmonie und Gleichgewicht für Herz, Atmung und Gehirn. Es sind sehr zarte, langanhaltende Klänge, die gefühlt in einem selbst noch sehr lange nachklingen.

GONG

Kraftvoll und tiefgründig

Gongs sehen nicht nur magisch und anziehend schön aus. Mystisch ruft der Gong einen, er lädt ein. Gongs vermitteln, durchfluten, lösen auf, bringen den Menschen an seine Grenzen. Sie sind transformierend, durchbrechen den Verstand und sind klärend – so, wenn man es zulässt und sich nicht gegen das Geschehen wehrt.

Der Klangteppich („Resound") der Gongs reicht von der feinsten Resonanz einer zarten Berührung bis zum orkangeladenen Aufbäumen, trägt dich einmal in die Höhe eines Schwebezustands und lässt dich dann zugleich in die Tiefe eintauchen. In der Gongmeditation verlangsamt sich die Gehirnfrequenz, was zu einem tranceartigen Zustand führt. In diesem Erlebnis gibt es weder Raum noch Zeit – die Gedanken sind still. All das wirkt durch die Kraft, die Macht des Gongs. In dieser Phase können die Schwingungen des Gongs in dir ankommen und durch dich durchfließen. Anfänglich erhascht dich der Klang ganz sanft, dann jedoch umhüllt er dich und dringt in dein Bewusstsein ein. Der Klang des Gongs ist in seiner Intensität und Lautstärke körperlich spürbar und verbindet den Meditierenden mit dem Urklang. Früher oder später wird er auch dich ergreifen und hinforttragen. Vom Klang eingehüllt lösen sich deine körperlichen Grenzen auf, du dehnst dich aus und wirst eins mit dem Universum.

Alte Muster und Blockaden können sich lösen, Gedanken befreit werden.

Eins ist jedoch gewiss – der Gong macht süchtig!!

WAS IST COACHING?

„Wenn zwei Menschen sich in einem Anliegen verbinden, werden Wunder möglich".

(Buch „Kurs in Wundern")

Manchmal kommen wir im Leben an einem Punkt an, wo wir nicht mehr weiterwissen. Es fühlt sich schlichtweg wie im Hamsterrad an.

Ein gutes Fundament im Coaching bietet die Salutogenese.

Die wichtige Frage: Was macht gesund?

Permanent ist man auf der Suche nach Kohärenz| Stimmigkeit.

Es geht um das Verständnis der aktuellen Situation.

Es geht darum, den Sinn in der Situation zu erkennen und die Machbarkeit für eine wirksame Veränderung.

Wer bin ich, was will ich, was ist meine Vision, mein Ziel und das heilige Wofür!

Dies ebnet den Weg direkt in die Selbstwirksamkeit, in die Eigenermächtigung und das tiefe Vertrauen in die eigene innere Entwicklung und Potentialentfaltung.

Im Coaching kommt man mit der Weisheit des Bewusstseins in Kontakt.

Es ist eine bekräftigende Möglichkeit, sich seinen wahren Bedürfnissen und Werten bewusst zu werden, diese lebendig werden zu lassen, um sie ans Licht zu bringen, um sie zu leben.

Wenn die Wahrheit in der Tiefe erkannt wird, ist das immer erlösend.

Coach und Klient erkennen die wahre Motivation, die beste Lösung, was glückselig macht, um sich vital und gesund zu fühlen.

Die Lösung zum Anliegen liegt bereits in einem, auch wenn es jetzt noch nicht erkannt wird.

MEINE ERFAHRUNG UND INSPIRATION FÜR DICH

Klang löst dich von deinen Fesseln der Vergangenheit und bringt dich ins Hier und Jetzt.

Meine Erfahrung mit der Klangtherapie und dem Coaching sind magisch.

Beide, die Klangenergie-Behandlung und das Coaching bergen die Macht der Gegenwart, das Jetzt in sich.

In den verschiedenen Anwendungen der Klangenergie habe ich auf körperlicher Ebene während des Empfangens fühlbare Shifts erlebt. Die Muskeln haben sich „geordnet", die Knochen entspannt, die Gedanken konnten nicht mehr denken.

Es ist eine Einheit von Klang und Körper entstanden – mein Körper war ein purer Klangkörper. Ich spürte reine Lebenskraft und Energie.

In diesem, meinem Klangkörper, war weder Raum noch Zeit, Alter oder Geschlecht von Bedeutung, alles hat sich erlöst und aufgelöst. Es war leer und doch alles da, ein Schweben in reiner Glückseligkeit – im Einklang mit dem wahren Selbst.

Die Klänge haben mich jenseits dessen geführt, was ich bislang als mein Selbst bezeichnet habe, ohne dass ich etwas aktiv dafür tun musste.

Die Stille der Klänge am Ende einer Klangerfahrung ist ein heiliger Moment. Für diese Stille bereitet sich der Körper während der Klangbehandlung vor, öffnet sich und gibt sich ganz hin.

In dieser Zeit der Stille kann man noch tiefer in die Erfahrung von NO MIND eintauchen. In dieser Phase habe ich Heilung und Wunder erfahren, Geschehnisse, die mit dem Verstand nicht zu greifen sind – so wie Klang selbst nicht festgehalten werden kann. Er ist fühlbar, erfahrbar, hörbar. Er kommt, um dich zu berühren und schwingt weiter und nimmt das mit, was du nicht bist.

Du beginnst zu beobachten, wie du tickst, wie man mit sich selbst kommuniziert.

Nach der Behandlung ist die Körperwahrnehmung wie „neu", die Schwingung ist erhöht, der Körper schwingt noch lange nach. Von meinem Umfeld bekomme ich immer wieder das Feedback, dass meine Ausstrahlung ergreifend ist.

Ich selbst nehme mein Umfeld auf einer ganz neuen Ebene wahr, fühle mich sehr kreativ und fokussiert – und hier ist sie wieder, die Brücke zum Coaching.

Diese Magie und Transformation, wie sie im Klang erfahrbar ist, ist auch im Coaching zu erleben.

Glaubenssätze und alte Verhaltensmuster haben keine Macht mehr. Man lässt immer wieder los, alte Muster verabschieden sich, man fühlt sich frei, alte Schleier fallen und man sieht wieder klar und positiv.

Im Coaching taucht man ein in das Wu Wei, das Nichthandeln. Man wird zum Instrument. Man empfängt, sieht, hört, fühlt, was der Coachee vermittelt. Aus dieser tiefen inneren Verbindung, auf der gleichen Frequenz taucht sie auf, diese eine Frage, die im Coachee schon lange darauf gewartet hat, gehört zu werden. Eine magische Hand überreicht diese.

Diese eine Frage, die einen Mindshift bewirkt, die neu sortiert, das Gehirn dehnt und neu denken lässt für eine wahre Transformation.

Aus dieser neuen Ebene, aus dem „leeren Ich" bin ich offen für Veränderung, offen für neue Wege, offen für mein wahres Ich. Man fühlt sich selbstermächtigt und weiß, meine neuen Handlungen, meine Neuorientierung ist machbar.

Wunderbar ist es, die Coaching-Einheit zu „versiegeln". Die Erfahrung noch mal sanft zu bespielen, nachwirken zu lassen, mit dem Wissen, dass Klang Informationen transportiert, so dass sich die „neue" Information ausdehnen kann und nachwirkt.

With Love

HERZlichst

HEIKE

Quelle: Buch, Heilsamer Umgang mit Schwingungen, S. 120 Anne, Ikaria 1995

Quelle: Gehirnwellen:

https://wiki.yoga-vidya.de/Alpha Wellen

Quelle: Klangtherapie:

https://www.kloesterl-apotheke.de/blog/was-ist-klangtherapie/

Quelle: Solfeggio Frequenzen, Celyn Welsh

Buch: Stimmgabel-Set, Thomas Künne/Dr. med. Patricia Nischwitz

Copyright, Haftungsausschluss und Datenschutz

HAFTUNGSAUSSCHLUSS

Dieses Buch ist konzipiert, um Informationen in Bezug auf das behandelte Thema zur Verfügung zu stellen. Es ist Zweck dieses Buches, zu bilden und zu unterhalten.

Es wird unter der Voraussetzung verkauft, dass weder der Herausgeber noch die Autoren eine psychologische Beratung durchführen und dass die Prozesse in diesem Buch weder psychologisch noch diagnostisch sind. Dieses Buch ersetzt keinen Arzt, Heilpraktiker oder Therapeuten.

Dieses Buch enthält Links zu anderen Seiten im Internet. Diese Links wurden zum Zeitpunkt der Erstellung des Buches sorgfältig recherchiert und zusammengestellt. Der Herausgeber hat keinen Einfluss auf die Gestaltung und Inhalte der verlinkten Seiten und ist nicht für den Inhalt der verlinkten Seiten verantwortlich und macht sich deren Inhalte nicht zu eigen. Ausschließlich der Anbieter der verlinkten Seiten haftet für deren Inhalte.

Diese Erklärung gilt für alle angezeigten Links und für alle Inhalte der Seiten, zu denen die in diesem Buch vorhandenen Links führen.

Weder Simone Herzog noch irgendein Verkäufer oder Importeur haften gegenüber der Käuferin oder dem Käufer für Fehler und Schäden, die direkt oder indirekt durch dieses Buch verursacht oder angeblich verursacht wurden.

DATENSCHUTZ

Partnerlinks Amazon

Simone Herzog nimmt am Amazon EU-Partnerprogramm teil. Im Buch finden sich zum Teil Links zur Seite von amazon.de. Amazon setzt dazu Cookies ein, um die Herkunft der Bestellungen nachvollziehen zu können. Dadurch kann Amazon erkennen, dass du einen in diesem Buch zu findenden Partnerin geklickt hast.

Weitere Informationen zur Datennutzung durch Amazon findest du in der Datenschutzerklärung von Amazon:

https://www.amazon.de/gp/help/customer/display.html?nodeId=GX7NJQ4ZB8MHFRNJ

Die Speicherung von „Amazon-Cookies" erfolgt auf Grundlage von Art. 6 lit. f DSGVO. Als Verwender der Links hat Simone Herzog hieran ein berechtigtes Interesse, da nur durch die Cookies die Höhe einer Affiliate-Vergütung feststellbar ist.

Printed in Germany
by Amazon Distribution
GmbH, Leipzig

29242380R00167